常见消化系统
肿瘤诊治与预防

CHANGJIAN XIAOHUA XITONG
ZHONGLIU ZHENZHI YU YUFANG

张军 著

汕头大学出版社

图书在版编目（CIP）数据

常见消化系统肿瘤诊治与预防 / 张军著． -- 汕头：
汕头大学出版社，2022.6
ISBN 978-7-5658-4711-0

Ⅰ．①常… Ⅱ．①张… Ⅲ．①消化系肿瘤－诊疗②消
化系肿瘤－防治 Ⅳ．① R735

中国版本图书馆 CIP 数据核字（2022）第 112778 号

常见消化系统肿瘤诊治与预防
CHANGJIAN XIAOHUA XITONG ZHONGLIU ZHENZHI YU YUFANG

著　　者：张　军
责任编辑：陈　莹
责任技编：黄东生
封面设计：优盛文化
出版发行：汕头大学出版社
　　　　　广东省汕头市大学路 243 号汕头大学校园内　　邮政编码：515063
电　　话：0754-82904613
印　　刷：三河市华晨印务有限公司
开　　本：710mm×1000 mm　1/16
印　　张：13.25
字　　数：230 千字
版　　次：2022 年 6 月第 1 版
印　　次：2022 年 9 月第 1 次印刷
定　　价：78.00 元
ISBN 978-7-5658-4711-0

前　言

在人体中，消化系统极为重要。消化系统肿瘤是临床常见疾病，长期以来严重威胁着人们的健康。随着人类对肿瘤的认识不断加深、医学新技术的不断创新、新药物的不断问世以及治疗方法的不断完善，消化系统肿瘤的诊断治疗技术取得了突飞猛进的发展，消化系统肿瘤病人的生存率、生存质量和治愈率也不断上升。

通过采取有效措施，大多数肿瘤可以预防，早期发现可以治愈，即使是进展期才发现，经过积极正确的治疗，也能获得缓解，甚至痊愈。因此，系统、全面地介绍当前医学界对消化系统肿瘤的基础研究、治疗的最新进展状况及相关预防调养知识可以预防和及早发现肿瘤，从而赢得宝贵的治疗时间。

本书共分八章：第一章从总体上介绍了肿瘤的相关概况，包括肿瘤的形成因素、肿瘤的病理解读、肿瘤的三级预防及其常用治疗方法；第二章介绍了现代医学对消化系统肿瘤的认识，包括消化系统的解剖与组织结构、消化系统肿瘤的常见临床症状及其常用检查技术；第三章至第八章详细分述了食管、胃、肝脏、胆道、肠以及胰腺部位常见肿瘤的相关内容，主要包括疾病概述、病因、病理表现、临床症状与体征、诊断、治疗以及预防等方面。

本书内容翔实，全面而系统，适合消化科医师、肿瘤科医师阅读，并对相关专业的学生及学术研究人员具有一定的参考价值。

目 录

第一章 肿瘤概述

第一节 肿瘤的形成因素

一、物理因素

（一）电离辐射

现已明确电离射线可致癌。在自然界中，宇宙中的各种射线和地球的地壳中长期存在的各类放射性物质形成了放射性本底。对于一个正常人来说，其每年可承受的辐射量为 3 ~ 4 mSv，其中的 80% 是自然界中的铀、氡气、钾 -40 及宇宙射线产生的辐射，约为 2.9 mSv，医用 X 射线检查产生的辐射量约为 0.5 mSv。当辐射量低于 4 mSv 时，对机体并不会构成危害。但如果机体受到电离射线的过度照射，就有更大的可能诱发恶性肿瘤，甲状腺癌、皮肤非黑色素肿瘤、肺癌以及白血病等疾病为较常见的诱发疾病；如果放射治疗的剂量加大到一定程度，就会导致机体患直肠癌和骨肉瘤。目前，大范围人群受到过度辐照的原因主要为核试验、核武器爆炸以及核泄漏事故等，少数人群受到过度辐照的常见原因为室内氡气的长期吸入、放射线检查治疗方式不当、因职业需要与放射线物质长期接触等。人体的骨髓、甲状腺、乳腺对电离射线较为敏感。通常情况下，机体接受过量的电离射线后并不会立即发生癌变，致癌有一定的延后期，两年有可能诱发白血病，10 ~ 15 年有可能诱发其他肿瘤。氡是一种活性的放射性物质，是肺癌的一大诱因。存在于自然界中的氡一般以建筑材料、水和土壤为媒介进入室内与人接触，如果生活、工作环境中的氡含量长期超标，就会导致人体患肺癌的概率变高。

（二）紫外线

阳光中的紫外线（UV）是诱发皮肤非黑色素癌的主要物质。紫外线可以分为 UVA、UVB、UVC 和 EUV 四种，波长分别为 320～400 nm、280～320 nm、100～280 nm 和 10～100 nm，其中 UVB 可引起 DNA 的畸变。大气层的臭氧吸收了大部分的紫外线，只有部分到达地球表面。然而，近几十年大量使用人工合成的氯氟碳化合剂，如制冷剂氟里昂和灭火剂等，破坏了大气臭氧层，形成了大气层的臭氧空洞，降低了臭氧层对宇宙射线的吸收能力。因此，在户外活动时，减少阳光暴晒时间和使用防晒系数大于 15 的防晒油将有效防止紫外线的辐照，降低皮肤癌发生的概率。

（三）热辐射

克什米尔人冬季习惯用怀炉取暖，有时在腹部会引起"怀炉癌"；我国西北地区居民冬季烧火取暖，有时臀部皮肤会发生癌变，形成所谓的"炕癌"。这些说明长期的热辐射可能有一定的促癌作用。在烧伤瘢痕的基础上易发生"马乔林溃疡"，有人在烧伤瘢痕中发现了化学致癌物。

二、化学因素

（一）亚硝胺类

亚硝胺类化合物对机体有很强的致癌作用。据统计，对机体有致癌作用的亚硝胺目前有 100 多种，可以诱发动物肿瘤的有 41 种。人们使用了大量人工合成的亚硝胺用于动物机体进行相关实验，发现其中很多亚硝胺类化合物都能很好地溶解在水和脂肪中，这一现象说明其在机体中有很大的活动范围。人们还发现其有很强的致癌性，与芳香胺及偶氮染料相比，亚硝胺类化合物的可致癌剂量非常小，一次给药就可致癌，甚至有的化合物能够通过胎盘对胚胎造成危害。亚硝胺类化合物对动物机体的致癌是多方面的，对动物的脑、食管、鼻窦等器官都能致癌。不同亚硝胺类化合物的结构不同，分别对动物器官有特异的亲和性。例如，二乙基亚硝胺、二甲基亚硝胺以及一些具有较高对称性结构的衍生物对肝癌的诱发作用很明显；不对称结构的亚硝胺对机体的食管有较大的致癌危害；环状结构的亚硝基吗啉会诱发机体发生鼻咽癌；甲基亚硝基乌拉坦与甲基亚硝基脲对大鼠的脑、肝、胃、肾、小肠等器官都有诱发肿瘤的危害。

亚硝基化合物及其前体物（硝酸盐、亚硝酸盐、二级胺和三级胺等）广泛存在于环境和食品中。环境中的亚硝胺主要来源于工业废气和汽车尾气，食品中的亚硝胺分布于腌制肉、鱼及蔬菜中。现已证实，在人的口腔及胃内均可合成 N- 亚硝基化合物。因此，人类接触亚硝基化合物是不可避免的。亚硝基化合物既能通过烷化 DNA 诱发突变，也能活化多种原癌基因导致癌变。

（二）多环芳烃类

多环芳香烃化合物由四个或四个以上苯核结合而成，包括 3，4- 苯并芘、3- 甲基胆蒽、二甲基苯并蒽等，主要来自工业废气、汽车尾气和家庭烟道气等。烧烤肉、鱼食品也含有较多的多环芳香烃化合物。石油和石油副产品燃烧后会产生较多的多环芳香烃化合物。此类致癌物主要诱发肺癌和皮肤癌。

（三）芳香胺和偶氮染料类

芳香胺及偶氮染料类（如 β- 萘胺、联苯胺、品红、苋菜红、奶油黄等化合物）是印染工业的基本原料，主要诱发膀胱癌和肝癌。

芳香胺类化合物在动物体内常在远隔部位诱发肿瘤（肝、膀胱、乳腺和结肠等部位），2- 乙酰氨基芴（2-AAF）及其有关化合物在引起大鼠肝癌时，其代谢过程主要在肝内进行，依赖两类酶的激活，产生 N- 羟基 - 乙酰氨基芴硫酸酯（或醋酸），该物质有强烈的致癌性。

偶氮染料分子结构中含有可致癌的偶氮基。这类化合物的代表产物为奶油黄。

（四）苯

研究发现，苯对机体血液系统恶性肿瘤有较强的诱发作用。自然界中的苯一般为脂溶性物质，可以通过皮肤和肺器官进入人体，在人体的神经组织与脂肪组织中积聚。苯的毒性强弱受接触量大小影响较为明显，当人体摄入苯后，由肝脏代谢，带有苯的代谢产物会聚集在骨髓中，最后积聚的苯毒会导致人体基因突变。因职业原因工作在有机化工厂、油漆厂及橡胶厂等需要长期与苯接触的环境中的人群患上血液系统恶性肿瘤的概率是正常人的 5～6 倍，平均有 11.4 年的临床潜伏期，其中多见急性非淋巴细胞白血病患者。

（五）抗癌药物

国际癌症研究机构调查发现，对人类致癌的第一类致癌物（包括中间体）中，50% 为药物。致癌药物中最主要的一类为具有烷化作用的抗癌药物。这些抗癌药物包括苯丁酸氮芥、环磷酰胺、白消安、马利兰、塞替派等。其中，环磷酰胺较其他药物的致癌毒性较弱，但在与塞替派联合使用时，其致癌性明显增强。临床实践表明，化疗药物可有效治疗肿瘤，但同时可引起其他恶性肿瘤的发生，尤其是血液系统肿瘤。

三、生物因素

（一）霉菌

霉菌可诱发食管癌。从食管癌高发区粮食中分离出的互隔交链孢霉产生的毒素具有诱变性和致癌性，能激活人胚食管上皮癌基因，诱发食管上皮癌。串珠镰刀菌的毒素 Fusarin C 可诱发动物胃癌。

（二）细菌

胃炎、胃溃疡、胃癌与幽门螺杆菌的感染有关，用某些抗生素杀灭幽门螺杆菌可降低胃炎、胃溃疡、胃癌的发病率。研究报告指出，长期感染幽门螺杆菌的患者得胃癌的概率会比正常人高出 4～6 倍。同时，幽门螺杆菌会导致与胃黏膜相关的淋巴瘤，这也已获得证实。[①]

（三）病毒

肿瘤病毒是指能引起机体发生肿瘤，或导致细胞恶性转化的一类病毒，根据所含核酶类型，分为 RNA 肿瘤病毒和 DNA 肿瘤病毒。RNA 肿瘤病毒由于病毒颗粒中含有反转录酶，又称为反转录病毒。

1. 人类 T 细胞白血病病毒（HTLV）

HTLV 是首次被证明的人类 RNA 肿瘤病毒，可导致人类患上 T 细胞特征的白血病。其诱发肿瘤的类型非常广泛，包括白血病、肉瘤、淋巴瘤和乳腺癌等。

2. 单纯疱疹病毒 -2（HSV-2）

HSV-2 和人乳头状瘤病毒（HPV）与宫颈癌的发病有关。

3. EB 病毒

EB 病毒的结构和组成与一般疱疹病毒相似，EB 病毒含双链 DNA，在氯化铯（CsCl）中的浮力密度为 1.722 g/mL。应用不同的免疫方法可以检测出 EB 病毒的不同抗原，如病毒壳体抗原（VCA）、膜抗原（MA）、早期抗原（EA）和 EB 核抗原（EBNA）等。EB 病毒属于疱疹病毒科，与 Burkitt 淋巴瘤、鼻咽癌、多发性 B 细胞淋巴瘤及传染性单核细胞增多症的发病相关。

---

① 刘谊人，易善永.谨防这些生物因素致癌 [J].建筑工人，2009（1）：55.

（四）寄生虫

世界卫生组织在调查研究流行病时发现，某些寄生虫也有诱发机体癌症的可能。例如，血吸虫病可能诱发大肠癌，血吸虫会将卵产在病人的大肠黏膜上，刺激该部位局部组织增生，最后诱发大肠癌。在临床观察中发现，华支睾吸虫可能导致原发性胆管癌，癌症的诱因可能为有毒的虫体代谢产物。

四、个人因素

（一）年龄

肿瘤的形成与年龄因素紧密相关。从肿瘤谱上可看出，不同年龄阶段的人患上肿瘤的类型明显不同。儿童较多见母细胞瘤，如肾母细胞瘤、肝母细胞瘤、神经母细胞瘤、视网膜母细胞瘤，还多见来自间叶组织的肉瘤，尤其是快速生长的间叶组织（淋巴造血组织等）的肿瘤，如急性粒细胞白血病、急性淋巴细胞白血病、淋巴瘤等。青年除多见淋巴造血组织肿瘤外，骨和软组织的恶性肿瘤也甚常见，如骨肉瘤、纤维肉瘤、横纹肌肉瘤等。

造成上述差别的原因尚不清楚，可能包括多方面的因素，如组织的分化与成熟程度、致癌物质的作用环节、剂量效应关系和宿主反应性、随年龄增长的物质代谢差异、激素水平及特殊刺激物质的作用等。

人体发生癌变的概率通常会因年龄的增长而增加，这一点可能是由以下几方面的因素造成的：①致癌物质对细胞有袭击作用，会导致细胞出现损伤、恶变、转化，最终形成肿瘤，这是一个漫长的过程，可能人体受到致癌物刺激是在青年时期，而直到老年时期才发生癌症；②人到老年时，身体各方面机能下降，免疫力也在下降，免疫监视作用逐渐减弱，无法及时监视到突变的细胞，导致癌变概率升高；③人类平均寿命的不断增长也会导致肿瘤的发病率相对提高，老年癌症、肿瘤患者较为多见。

（二）性别

除了性器官及与性激素有密切关系的器官（如乳房、前列腺）的肿瘤外，女性肿瘤的发病率为男性的40%～70%。就肿瘤类别而言，女性的胆管、甲状腺肿瘤较为常见，男性则多见肺、鼻咽、胃肠道肿瘤。除了不同性激素可以影响不同性器官的肿瘤发生外，肿瘤的发病率主要可能与男女性染色体的不同和某一性别较多地接受某种致癌因子的作用有关。另外，工作和生活环境的不同及某些癌前病变也可能导致这种差异的形成。

性器官（卵巢、子宫、睾丸）和与性激素密切相关的器官（如乳房、前列腺）是性激素的靶器官，这些器官的细胞上都有特异的性激素受体，导致所谓激素依赖性肿瘤的发生。职业和工作环境污染对肿瘤在男女性别上的不同发病率也有影响。一般来说，男性在某些职业中接触污染物的机会较多，因而某些肿瘤在男性中的发病率比较高。例如，染料工厂中接触大量苯胺导致的膀胱癌、接触氯乙烯导致的肝血管肉瘤、石棉工人中的间皮瘤、硅沉着病患者并发肺癌和放射线工作者中多见的手部皮肤癌等多见于从事这类工作又未注意防护的男性。另外，女性中胆管结石和慢性炎症较为多见，这属于癌前病变，易导致胆管肿瘤的发病率升高。

（三）吸烟

众所周知，吸烟与肺癌的发病关系密切。近年来的研究资料表明，吸烟与消化系统肿瘤也有一定的关系。美国罗斯威尔·帕克癌症研究所安德鲁·弗雷德曼（Andrew Fredman）等收集了 163 名结肠癌患者的组织标本及吸烟情况，用抗 p53 突变蛋白的抗体来研究 p53 基因突变情况，结果发现吸烟者结肠癌的发病率轻度增加。再把结肠癌患者分成有 p53 突变组和不伴 p53 突变组，发现有 p53 突变组占病人总数 50%。在有 p53 突变组中，吸烟对结肠癌的发病不起作用，而在 p53 基因正常者中，吸烟显著增加了结肠癌的发病率，吸烟量越大，发病率越高，吸烟者结肠癌的发病率是非吸烟者的 2 倍。有学者对吸烟与食管癌、胃癌及结肠癌的发病关系进行了分析，其危险性依次为食管癌、胃癌和结肠癌。

（四）饮酒

长期过度饮酒会损害心血管系统、消化系统等，导致多个器官受损，对人体健康造成严重的危害。除了慢性肝病是消化系统中的常见并发症之外，发生胃癌、肝癌及食管癌等消化系统癌症疾病的一大重要诱因就是饮酒。尽管目前并没有可证实酒精本身对人体有致癌作用的实验证据，但从流行病学的相关研究资料中可以总结出癌症与患者不良的饮酒习惯密切相关。很多学者通过研究已经发现，酒精和肝细胞癌之间的量效关系和正相关关系十分明显。但酒精致肝癌这一说法目前尚无实证。

一般认为，饮酒致癌可能机制有两个。①引起酒精性肝硬化。据统计，一般 7 年左右时间的肝硬化可发展为肝癌。②酒精可直接影响肝细胞内质网和质膜的结构，促使细胞发生转化。饮酒可能与食管癌、胃癌及结肠癌的发病也有一定关系。部分学者认为，乙醇致胃黏膜上皮癌变的途径可能有以下几种：

①对黏膜的直接化学溶解损伤，使黏膜对外源性致癌因子更加敏感；②导致黏膜免疫功能降低；③作为致癌因子的媒介物；④抑制 DNA 的损伤修复。

五、遗传因素

（一）肿瘤相关基因

肿瘤的发生发展是一个异常复杂的生物学过程，其中遗传物质的不可逆改变是导致肿瘤发生的重要因素。基因被定义为有遗传效应的 DNA 片段，控制着人体的生物性状。肿瘤的发生与多基因、多因素有关，在绝大多数情况下单个癌基因不足以引起细胞癌变。肿瘤相关基因主要包含癌基因、肿瘤抑制基因、肿瘤转移相关基因及肿瘤耐药相关基因等。

癌基因分为病毒癌基因和细胞癌基因。病毒癌基因虽然存在于病毒（大多是逆转录病毒）基因组中，但是它能够使人体的靶细胞发生恶性转化，这充分说明了病毒感染和肿瘤形成之间的关系。现在已证实乙型肝炎病毒与肝癌、EB 病毒与鼻咽癌、人类疱疹病毒与 Kaposi 肉瘤、人类 T 细胞白血病病毒 –1（HTLV–1）与白血病等之间的联系。细胞癌基因又称为原癌基因，在正常情况下不仅不表现致癌活性，还能维持细胞的正常功能，但是一旦发生突变或被异常激活，就获得了致癌能力，使细胞向恶性转化。

肿瘤抑制基因也称为抗癌基因、隐性癌基因和抑癌基因。在正常细胞中，肿瘤抑制基因能与原癌基因合作，共同调控细胞的生长和分化，在调节细胞周期、细胞凋亡、细胞间通信和保持基因组稳定性等方面均起着关键作用，从而能抑制肿瘤的发生与发展。这类基因一旦出现异常，细胞增殖将失去正常控制，从而导致肿瘤的发生。抑癌基因就像汽车的刹车系统，细胞中抑癌基因的丢失或突变失活好比汽车的刹车失灵，这种变化将导致细胞无限制地生长和分裂。

肿瘤转移相关基因分为肿瘤转移促进基因和肿瘤转移抑制基因，它们作用于肿瘤转移的不同环节，它们的异常表达能够加速肿瘤在人体中的扩散。

在现有的抗肿瘤的治疗方法中，其中非常重要的一种是化学药物治疗，但肿瘤本身存在一定的耐药相关基因，这种基因的表达使肿瘤细胞产生了一定的抗药性，减弱了化疗药物在人体中发挥的作用，最终影响治疗效果，导致治疗失败。通过研究可以发现，多种肿瘤耐药相关基因在表达后可以促进机体形成耐药性，与抗肿瘤化疗药物产生对抗作用。研究肿瘤的耐药性不仅能够明确阐明肿瘤细胞产生耐药性的分子机制，还可以为克服肿瘤细胞耐药性和提高化学药物的治疗效果指出新的研究方向。

（二）肿瘤发生发展的多阶段理论

随着肿瘤发生发展理论的不断完善，如今普遍认同的是多因素多阶段理论。该理论认为，肿瘤的发生发展经历了启动、促进、进展和转移等多个阶段。

在启动阶段，体细胞的基因突变是造成细胞癌变最主要的原因。致癌物与DNA相互作用，导致癌基因的突变激活和（或）抑癌基因的突变失活，这将直接影响基因的正常功能，使细胞生长失去控制，造成肿瘤的发生。正常细胞则因此转变成了随时可能爆发形成肿瘤的潜伏性癌细胞。

在促进阶段，经过致癌物激活的细胞中本已生长失去控制的细胞在促癌剂的作用下不断增殖，单个潜伏性癌细胞则克隆扩展为可辨别的癌细胞群。

在癌细胞转移的过程中，癌细胞群不断增殖，影响范围不断扩大，癌变程度越来越深，原本局灶性的原位癌进一步感染侵蚀周围的器官和组织。DNA将会在这一过程中受到更加广泛、更加严重的损伤和突变，并在细胞周期调控、血管生成以及细胞信号传导等方面出现一系列的基因异常表达和扩增。癌细胞的基因组存在一定的不稳定性，在癌细胞启动和发展的过程中很可能会出现癌细胞自发转移发展的现象，癌细胞如果持续暴露在致癌物质中，这一过程则会加速。

（三）肿瘤发生发展与遗传易感性

除个别单基因遗传的肿瘤外，肿瘤的遗传性并非像一般遗传病那样在家系中代代相传，其子代只是继承了一种肿瘤易感基因。

肿瘤遗传易感性是指携带着不同遗传背景的个体对环境致癌因素的敏感性。在现实生活中，我们可以发现处于相似环境中的不同个体有的患上了肿瘤，有的则没有，这就是由于不同的个体具有不同的遗传背景，这种个体遗传易感性的差异导致了患癌风险性的不同。

由于各种易感基因的功能不同，携带不同的易感基因，形成不同的遗传因素，所以不同个体对环境致癌因素的易感性有所不同。携带易感基因的个体，其发生肿瘤的概率会升高，如果能在早期筛查出肿瘤易感基因，不仅有利于肿瘤的早期筛查及诊断，还可为发现药物治疗靶点提供线索。

第二节 肿瘤的病理解读

一、肿瘤的组织发生

（一）肿瘤的发生

机体内各种组织和细胞原则上都有增生的可能性，但只有那些发生异常病理性增生的细胞才会最终变为肿瘤。

1.肿瘤细胞的来源

（1）来自其原位的细胞和组织：纤维肉瘤来自纤维组织，腺癌来自腺上皮细胞。一般认为，其是原有细胞恶变的结果，亦有人认为是组织中的未分化细胞，即贮备细胞增生的结果。

（2）来自"胚胎残留"细胞：少量胚胎性细胞在胚胎发育过程中不能很好分化，而是转变为恶性肿瘤细胞。一般认为，"胚胎残留"细胞比正常体细胞更易恶变。神经母细胞瘤、肾母细胞瘤、肝母细胞瘤和视网膜母细胞瘤等的发生都属于这种类型。

（3）来自先天性发育异常：少数交界痣可恶变为黑色素瘤。

（4）来自修复性增生：骨的 Paget 病（畸形性骨炎）中由骨的形成细胞持续性增生可发展为肿瘤。还有一种肿瘤来自陈旧瘢痕，如肺的瘢痕癌往往在陈旧结核性瘢痕中发展形成。

（5）来自某些病理性的增生：子宫内膜癌常发生在子宫内膜增生的基础上，肝癌的发生常与肝炎后肝细胞增生密切相关。

（6）来自化生的组织：支气管鳞形细胞癌可来自鳞形化生的支气管上皮细胞，子宫颈鳞形细胞癌来自子宫颈内口鳞形化生的上皮。但必须指出，多数情况下化生并不发生癌变。

（7）来自癌前期病变：不少癌前期病变，如口腔或女阴白斑、慢性日光性皮炎及着色性干皮病等，都可能导致癌症。但癌前期病变本身并不是癌，也不一定都会发展为癌。

（8）由良性肿瘤转变为恶性肿瘤：乳房的纤维腺瘤少数可进一步转变为纤维肉瘤，神经纤维瘤可变为神经纤维肉瘤。

综上所述，恶性肿瘤有很多种发生的形式，对于具体的情况则需要进行具体的分析。在正常组织中，正常的细胞通常要经历一个很长的阶段才能完成恶性细胞的转化。因此，对癌前阶段可能出现的各种病理变化进行研究对了解甚至前期诊疗肿瘤的组织发生意义非凡。

2. 肿瘤的单中心性和多中心性发生

目前，关于肿瘤的单中心性和多中心性发生尚存在不同的看法，归纳起来有下列4种观点。

（1）肿瘤的起源是单中心的，即起源于组织的某一个单独的细胞，这个细胞繁殖而形成的细胞群是整个肿瘤生长的基础，这就是所谓的肿瘤发生的单中心或单克隆学说。科恩海姆（Cohnheim）认为，肿瘤起源于胚胎时期残留的细胞，以后由某种刺激引起此种细胞生长从而发生肿瘤，所以肿瘤的发生只与胚基细胞有关。目前认为这种观点比较局限，肿瘤的发生不仅来自胚基细胞，还可通过外来致瘤因素的作用而引起。这种致瘤因素可能不只作用于一个单独的细胞，但其中一个细胞因具备有利的增生条件而转变成为单一的肿瘤。肿瘤单中心性发生学说目前因 X 基因控制的葡萄糖 -6- 磷酸脱氢酶（G-6-PD）的分析而得到证实。

（2）肿瘤的起源具有多中心性特点。在同一机体内，肿瘤是可以多发的，既可同时发生，也可能相继发生。单个肿瘤仍是由单独的细胞发展而成的。多发性神经纤维瘤病就是其中一个较为典型的案例。另外，视网膜母细胞瘤也常呈现双侧性特征，从支气管癌、宫颈癌、食管癌、乳腺癌等多个部位取材进行活组织检查，能发现多个原位癌分别存在于不连续的区域。这为肿瘤多中心起源学说提供了可靠的证据。

（3）肿瘤起源于单中心或多中心，如口腔癌。

（4）正常组织向肿瘤细胞过渡。肿瘤的起源不但可以呈单中心或多中心，而且其周围组织的细胞可相继转化恶变为新的肿瘤细胞。有人观察到恶性肿瘤和周围正常组织之间常无明确的界限，且可以见到正常组织向肿瘤细胞过渡的区域。

（二）肿瘤的发生方式

肿瘤是如何发生和发展的？肿瘤有怎样的形成过程？这些都是研究癌变机制需要解决的重要问题。虽然目前对人体肿瘤是如何发生的这一问题还未得出确切结论，但几十年的实验使我们在研究动物诱癌方面积攒了大量的经验和科学资料，并取得了一定的研究成果。目前，大多数学者认为肿瘤的病变是多阶段、多因素的。在早期的动物实验中，人们得到了多个经典见解：①致癌因素对正常组织作用一次，在经过癌前期阶段后，正常组织的细胞开始发生癌变；②致癌因素对正常组织作用多次后，经过癌前期阶段，正常组织发生癌变；③一种致癌因素对正常组织的整个诱癌过程常分成多个阶段分别进行多次作用，致使细胞多次发生突变，最终发展成癌；④由多种致癌因素作用于正常组织发生癌变的过程常被分成多个阶段，受到致癌因素的多次作用，细胞在此过程中多次发生突变，最终发展成癌。

以上4种诱发肿瘤的形式是经许多实验归纳得出的，至今仍然具有实用价值。许多肿瘤学家现已设计出更为复杂的致瘤方式，以此研究癌变发生的机制和检测致癌物质。

二、肿瘤的形态及良恶性的区别

（一）肿瘤的大体形态

除白血病外，绝大多数实体瘤都以形成肿块为其特点。虽然肿瘤的形状、大小、数目、颜色、结构、质地、包膜和蒂等多种多样，但有规律可循，并在一定程度上可反映出肿瘤的良恶性。

1. 形状

实体瘤可呈圆球形、椭圆形、扁球形、长梭形、结节状、哑铃状、葫芦状、分叶状、息肉状、蕈伞状、乳头状、斑块状或溃疡状。膨胀性生长的肿瘤边缘整齐或有包膜。浸润性生长的肿瘤边缘不规则，侵入周围正常组织，呈犬牙交错状、蟹足状或放射状。

2. 大小和数目

肿瘤大小不一。原位癌、微小癌或隐匿癌的体积小，直径小于1 cm。心脏间皮瘤可能是人类最小的肿瘤，仅数毫米。位于体表或重要脏器（如脑和脊髓）的肿瘤以及高度恶性肿瘤通常体积较小。良性或低度恶性肿瘤生长在非要害部位时体积巨大，如卵巢的囊腺瘤、脂肪肉瘤，直径可超过50 cm，重量超过1 000 g。

肿瘤常为单个，有时可多发。常见的多发性肿瘤有家族性大肠腺瘤病、神经纤维瘤病、子宫平滑肌瘤、骨软骨瘤和骨髓瘤等。复发的肿瘤可在局部形成数个病灶，转移性肿瘤也可形成多个转移灶，但非多发。

3. 颜色

通常情况下，肿瘤与其所对应的正常组织颜色相似。大多数肿瘤会显现出白色或者灰白色，如乳腺癌、纤维肉瘤和神经纤维肉瘤等。神经鞘瘤与脂肪瘤常显现黄色。内分泌肿瘤和血管瘤常显现红褐色或者红色。大多数软骨性肿瘤一般为浅蓝灰色，新鲜的粒细胞肉瘤标本一般呈淡绿色。恶性黑色素瘤显现为黑色或者灰黑色。

4. 结构和质地

实体瘤由实质和间质组成。肿瘤实质是肿瘤的主要成分，肿瘤间质则包括支持实质细胞的结缔组织、血管和神经等。肿瘤的结构和质地取决于肿瘤实质和间质的成分和数量。

海绵状血管瘤、囊性畸胎瘤、囊腺瘤和囊腺癌的结构呈囊状。叶状囊肉瘤、管内乳头状瘤呈裂隙状。平滑肌瘤、纤维瘤病呈漩涡状。高度恶性的肉瘤，如淋巴瘤或未分化肉瘤，其切面均匀一致。

癌的质地一般硬而脆，但实质细胞多的癌较软。各种腺瘤、脂肪瘤、血管瘤的质地较柔软。纤维瘤病、平滑肌瘤常较坚韧。钙化上皮瘤、骨瘤和软骨瘤质地坚硬。高度恶性的肉瘤则软而嫩，似鱼肉状。

5. 包膜

包膜一般是良性肿瘤（脂肪瘤、神经鞘瘤、各种腺瘤和囊腺瘤）的特征，但良性肿瘤未必都有包膜，如乳头状瘤、平滑肌瘤、血管瘤、内生性软骨瘤等。凡有包膜的肿瘤，如肿瘤侵犯并穿透包膜，往往意味着是恶性肿瘤，如甲状腺滤泡状肿瘤包膜完整时为滤泡状腺瘤，瘤细胞穿破包膜则为滤泡状癌。恶性肿瘤通常无包膜，或仅有不完整的包膜或假包膜。所谓假包膜，是指大体上似有包膜，但镜下为增生的纤维组织，在这种"包膜"上或"包膜"外已有瘤细胞浸润。有些恶性肿瘤起初可有包膜（如小肝癌），后期包膜被突破，瘤细胞浸润至包膜外。

6. 蒂

发生于真皮、皮下、黏膜下或浆膜下等部位的肿瘤有时有细长或粗短的蒂，如软纤维瘤、乳头状瘤、胃肠道息肉状腺瘤、骨软骨瘤等。带蒂的肿瘤大多为良性，恶性肿瘤很少有蒂。食管的癌肉瘤可有蒂，位于肝表面的肝癌偶尔也有蒂。

（二）肿瘤的组织形态

良性肿瘤与其所对应的器官组织有着相似的组织结构，但恶性肿瘤与其对应的器官组织在组织结构上有较大的差异。无论良性肿瘤还是恶性肿瘤，都具有由实质与间质两部分构成的间叶性肿瘤和上皮性肿瘤。

1. 实质

实质是肿瘤的主质，由肿瘤细胞组成。肿瘤细胞的排列方式与其分化程度及异型程度有密切关系。由上皮细胞组成的肿瘤可出现下列结构：腺管状、腺泡状、乳头状、栅状、小梁状、巢状、筛状、圆柱状和囊状等。

由结缔组织、肌肉组织以及神经组织等成分组成的肿瘤可出现下列结构：编织状、轮辐状、栅状、裂隙状、菊形团、假菊形团、洋葱皮样、花冠状和波纹状等。由淋巴造血组织组成的肿瘤多呈弥漫排列。上皮性肿瘤通常有一层基膜将瘤细胞与间质分开，但这层基膜常不完整，尤其在肿瘤浸润处。

2. 间质

肿瘤的间质由肿瘤细胞诱导产生，常介于瘤细胞和正常细胞之间，对肿瘤的生长具有重要作用。肿瘤间质由结缔组织、血管和神经等构成。结缔组织含细胞、纤维及基质。肿瘤中的血管既可为被侵犯组织的残留血管，也可为被肿瘤刺激诱发的新生血管。肿瘤中神经多为原有的，偶有再生的神经纤维。

肿瘤间质中结缔组织的固有细胞是纤维细胞和成纤维细胞，还有未分化细胞和巨噬细胞等。未分化的间充质细胞多分布在血管周围，具有多向分化的潜能，可分化为（肌）成纤维细胞、脂肪细胞、软骨细胞、骨细胞、组织细胞和肥大细胞等。结缔组织的纤维成分包括胶原纤维、弹力纤维和网状纤维。结缔组织的基质由黏多糖和蛋白质等组成。肿瘤间质中还可有炎症细胞浸润，包括淋巴细胞、浆细胞、中性粒细胞和嗜酸性粒细胞等。结缔组织在肉瘤和分化差的癌中较少，在分化较好的肿瘤中较多。某些恶性肿瘤（如乳腺硬癌、胆管癌、结缔组织增生性恶性肿瘤）中含有丰富的胶原纤维，硬癌中还有较多弹性纤维。网状纤维则多存在于间叶来源的肿瘤中，而在上皮性肿瘤中，网状纤维仅围绕在细胞巢周围。

肿瘤间质中既可能有很多血管，也可能只有很少的血管。通常良性肿瘤内部存在的血管较少。原位癌的肿瘤组织中没有血管，在肺瘢痕癌和乳腺硬癌等癌症中形成的血管数量一般较少。一般在肝细胞癌、副神经节瘤、内分泌肿瘤以及腺泡状软组织肉瘤中常见血窦或血管的数量较为丰富。

（三）良性肿瘤与恶性肿瘤的区别

对于人体来说，不同的肿瘤具有不同程度的危害性，因此可将其划分成良性和恶性两类。结合肿瘤的分化情况，可以区分肿瘤的性质到底属于良性还是恶性。有的时候，良性肿瘤和恶性肿瘤之间并没有非常清晰明确的界限，很难判断其属于良性还是恶性。

1. 良性肿瘤

良性肿瘤通常具有以下特点：生长缓慢，边界清楚，呈膨胀性扩张且常有包膜。通过病理检验发现，其细胞组织形态无太大变异，质地和色泽与对应的正常组织接近，肿瘤分化好，不易见到核分裂象。通常良性肿瘤不会转移，完整切除良性肿瘤后基本都能治愈，复发概率极低。即便肿瘤没有被完全切除而复发，其生长方式也是非破坏性的。在外科病理诊断实践时发现了一种极为罕见（小于 1/50 000 病例）的情况：部分形态学表现为良性的肿瘤组织，如涎腺多形性腺瘤、皮肤良性纤维组织细胞瘤，可能会发生远处转移，目前通过常规组织学检查无法对其生物学行为做出预测。位于颅脑、心脏等重要解剖部位的良性肿瘤和分泌激素过多（如去甲肾上腺素）的良性肿瘤会对人体造成严重影响，甚至危及生命。

2. 恶性肿瘤

恶性肿瘤一般具有以下特点：生长迅速，无包膜或者只有假包膜，呈浸润性扩展且对周围组织破坏明显。通过病理检验发现，其细胞组织形态明显与所对应的正常组织不同，肿瘤分化差，极性丧失，排列紊乱，显示异型性，细胞核不规则，核分裂象增多，可能表现出病理性分裂象，核仁明显，颜色表现或空淡或深染。由于肿瘤通常具有浸润广泛的特点，即使通过手术切除，也常常会复发，且恶性肿瘤容易转移，对生命有很大危害。

3. 交界性肿瘤

生物学行为介于良性和恶性肿瘤之间的肿瘤称为交界性肿瘤或中间性肿瘤，也有人将主观上难以区别良性、恶性的肿瘤称为交界性肿瘤。属于交界性肿瘤的有卵巢交界性浆液性或黏液性囊腺瘤、膀胱尿路上皮乳头状瘤、甲状腺非典型滤泡状腺瘤、非典型纤维黄色瘤、非典型脂肪瘤、血管内皮瘤和侵袭性骨母细胞瘤等。

三、肿瘤的病理分期

国际抗癌联盟（UICC）根据原发肿瘤的大小及范围（T）、局部淋巴结受累情况（N）以及肿瘤转移情况（M）3 项指标对肿瘤进行病理分期，现简述如下。

PT：原发肿瘤。

PT_{is}：浸润前癌（原位癌）。

PT_0：手术切除物的组织学检查未发现原发肿瘤。

PT_1，PT_2，PT_3，PT_4：原发肿瘤逐级增大。

PT_X：手术后及组织病理学检查均不能确定肿瘤的浸润范围。

PN：局部淋巴结。

PN_0：未见局部淋巴结转移。

PN_1，PN_2，PN_3：局部淋巴结转移逐渐增加。

PN_4：邻近局部淋巴结转移。

PN_X：肿瘤浸润范围不能确定。

PM：远距离转移。

PM_0：无远距离转移证据。

PM_1：有远距离转移。

PM_X：不能确定有无远距离转移。

第三节　肿瘤的三级预防

肿瘤预防分为三级：一级预防即病因预防，主要针对危险因素进行干预；二级预防指的是"三早"，即早期发现、早期诊断和早期治疗，以提高肿瘤的治愈率和生存率，减少死亡率；三级预防指通过康复、姑息治疗以及对症支持治疗以减轻患者痛苦，提高生存质量和延长生存期。

一、一级预防

人类肿瘤的发生是环境致癌因素与机体长期作用的结果，因此控制危险因素是癌症一级预防的重点。针对比较明确的致癌因素采取积极性预防措施能有效控制和消除致癌的主要危险因素。

（一）减少和消除肿瘤危险因素

1. 控制物理致癌因素

随着生活中电脑、微波炉等产品的广泛使用，其产生的电离辐射也可能与某些肿瘤的发生相关，因此应尽量减少与其近距离接触。

2. 控制化学致癌因素

加强对已明确的化学致癌物的检测、控制和消除，去除或取代与职业接触相关的职业致癌因素。当这些因素不能去除时，应采取有效的防护措施，如对经常接触化学致癌因素的职工进行定期体检，及时诊治。

3. 控制生物致癌因素

避免感染是预防肿瘤的有效途径。随着宫颈癌病因研究不断取得重大突破，宫颈癌已成为全球发病率下降最快的恶性肿瘤。同时，随着HPV疫苗的研制成功，宫颈癌将有望成为第一个通过疫苗接种而全面控制的人类肿瘤。另外，通过切断母婴传播、保证输血安全及新生儿接种乙型肝炎疫苗等措施可控制HBV感染，预防肝癌的发生。此外，通过分餐制和避免交叉感染等方式可减少幽门螺杆菌感染，预防胃癌及胃黏膜相关淋巴瘤的发生。

（二）改变生活方式

改变生活方式，养成良好的生活习惯已成为预防肿瘤发生的有效方式。

（1）吸烟与肺癌的因果关系已被多项流行病学研究所证明，开始吸烟的年龄越小，烟龄越长，每日吸烟的数量越多，发生肺癌的概率就越大。控制吸烟可减少80%以上的肺癌的发生。因此，应开展全民控烟活动，包括吸烟者及被动吸烟者。

（2）目前认为过量饮酒与肝癌、口腔癌、食管癌等肿瘤的发生有关。因此，可以通过控制饮酒量、改饮低度酒等方式预防上述肿瘤的发生。

（3）调整膳食结构和饮食习惯，不吃变质发霉食物，以低脂、高纤维素的饮食习惯为主，以减小患胃癌、大肠癌等肿瘤的概率。主张饮食多元化，以谷类为主，多食蔬菜、瓜果类食物，多吃富含维生素 A、C、E 及纤维素的食物；避免过度紧张，注意营养平衡，减少脂肪、胆固醇摄入量，常吃豆类及奶类制品，适量食用禽、鱼、蛋、瘦肉类食品等；减少食品原料及其加工过程中的污染、建立合理的膳食结构、采用适当的食物保存及烹调方式、改变不良的饮食习惯等，从而预防肿瘤的发生。

（三）化学预防

化学预防是指利用化学物质作用于靶细胞，降低致癌剂暴露的剂量和时间，以防止细胞恶变。比如，食品中添加硒以预防食管癌；他莫昔芬可用于预防乳腺癌；非甾体类抗炎药可降低家族性腺瘤息肉，进而降低结肠癌的发病率。

肿瘤并不是短时间内引起的，它只有长期积累一系列危险因素才会形成。由于肿瘤的致病变量因素较多，目前仍无法明确危险物质的摄入计量、持续作用时间、致癌效应与肿瘤形成的直接因果关系和间接因果关系。另外，对于易受到某些肿瘤额外"关注"的重点人群，对其采取怎样的预防措施才能有效仍不明确。研究发现，即使年龄、性别都相同的人，暴露在危险因素完全相同的环境中，诱发肿瘤的概率也有很大不同。由于人类的遗传因素存在差异，不同的人对肿瘤有不同的易感性，如何定位相应高危人群仍是当前肿瘤研究领域的一项重要课题。

二、二级预防

二级预防指的是早期发现、早期诊断与早期治疗。常用的二级预防方法有筛检普查、发现和防治恶性肿瘤高危人群、警惕肿瘤的早期信号、及时根治癌前病变和合理治疗早期肿瘤，以获得较好的治疗效果。

（一）做好癌症的筛查和普查工作

筛查是早期发现肿瘤、提高治愈率、降低死亡率的重要手段。适合筛检的癌症需满足的条件有以下几个：发病率及死亡率均高，危害严重；具有有效的手段发现早期病变；具有有效的手段根治早期病变；符合成本效益原则。例如，宫颈癌的筛查方法成熟，且有多种方案可供不同经济发展程度的地区进行选择。另外，乳腺自检、临床检查、X线钼靶摄影及超声检查、肛门指诊、结肠镜检查、血清前列腺特异性抗原检测、肝脏超声及甲胎蛋白检测等也是常用的筛查方法。通过及时筛查可以确定肿瘤的高危人群，对检测阳性者做癌前危险性程度的评估，对高危对象做干预性治疗和长期监护。总之，筛查使早期癌症的检出率明显增加，显著提高了患者的生存率。

（二）警惕肿瘤的早期信号

肿瘤的早期表现常没有特异性，故应加强健康教育，注意常见的肿瘤早期十大危险信号。

（1）身体任何部位的肿块，尤其是逐渐增大的肿块。

（2）身体任何部位的非外伤性溃疡，特别是经久不愈的溃疡。

（3）不正常的出血或分泌物，如中年以上妇女出现阴道不规则流血或分泌物增多。

（4）在进食时，胸骨后闷胀、灼痛、异物感和进行性吞咽困难。

（5）久治不愈的干咳、声音嘶哑和痰中带血。

（6）长期消化不良、腹胀、进行性食欲减退、消瘦但又未找出明确原因。

（7）大便习惯改变或有便血。

（8）鼻塞、鼻衄、单侧头痛或伴有复视。

（9）黑痣突然增大或有破溃出血。

（10）无痛性血尿。

有上述症状的患者应及早就医做出诊断。

（三）及时治疗癌前病变

及时治疗癌前病变对预防癌症的发生具有积极意义。常见的癌前病变有以下几种：黏膜白斑、皮肤角化症、皮肤慢性溃疡、瘘管、黑痣等皮肤和黏膜癌前病变；常发于肠、胃、食管、子宫颈等部位的息肉；萎缩性胃炎、胃的胼胝体溃疡；肝病，如肝硬化等。

（四）有效合理治疗早期肿瘤

对于早期病例，临床医生应依据循证医学和权威机构的肿瘤诊治指南进行规范化治疗，可使更多肿瘤患者获得长期无病生存或治愈。

三、三级预防

三级预防指的是使用现有医疗手段和技术合理地治疗患者，再采用姑息治疗和康复治疗帮助患者减轻痛苦、延长生存期、提高生存质量，因此三级治疗也被叫作康复预防。如今，医学领域仍在不断深入研究肿瘤的发病机制，现代医学的诊疗水平日益提高，目前倡导三级预防阶段肿瘤患者接受个体化治疗和综合治疗，同时积极接受康复治疗和姑息治疗，以减轻痛苦，提高自身生活质量。对于三级预防阶段的肿瘤患者采用的治疗方法包括放射治疗、手术治疗、生物治疗、化学治疗、中医治疗、内分泌治疗、止痛治疗以及临终关怀等。

第四节　肿瘤的常用治疗方法

一、肿瘤的外科治疗

（一）作用

1.预防作用

一些疾病或先天性病变在发展到一定程度时，可引起恶变；有些先天性或遗传性疾病有发展成恶性肿瘤的危险性。及时手术可防止和预防肿瘤发生。

例如，先天性多发性结肠息肉病，40～50岁的病人可发展成癌，70岁以后几乎所有病人均发生恶变，因而患此病的病人最好在 20～30 岁做全结肠切除术。

溃疡性结肠炎有较高的癌变风险，40 岁左右的病人最终可发展成结肠癌。儿童的溃疡性结肠炎在 10 岁时有 3% 可发展成癌，到 20 岁时则有 20% 可发展成癌，因而应及早手术，防止癌变。

2. 诊断作用

肿瘤治疗前必须有明确的诊断，应该有组织学或细胞学诊断。组织和细胞的获得必须通过外科手段。常用的方法有细针吸取、针吸活组织检查、切取活检及切除活检。

3. 治疗作用

外科手术是肿瘤治疗最重要的手段之一，也是最古老、最有效的方法之一。早期的肿瘤，如Ⅰ期乳腺癌、喉癌、食管癌、子宫颈癌等，根治性切除的 5 年生存率超过 90%。

4. 重建及康复

外科手术亦可用于肿瘤病人手术后的重建及康复治疗。肿瘤外科不仅要根治性切除肿瘤，还要重视病人的生存质量。外科医师应设法为病人进行功能重建或康复，使病人的外形及功能有所改善，如喉癌根治术后的喉重建术。

（二）治疗原则

1. 综合治疗原则

肿瘤治疗失败的主要原因是治疗后体内的活性肿瘤细胞向远处转移，导致局部复发。在治疗时，有的患者体内的肿瘤细胞就已经发生了亚临床的微小转移，在手术的过程中，残余的活性癌细胞或者残留在显微镜下的癌细胞可能会因为不够完美的手术操作播散开来。目前，现有的所有治疗手段都存在局限性，如放射治疗或手术治疗虽然效果显著，但只能作用于局部，无法阻断癌细胞的转移；虽然药物治疗可以作用于全身，但药物并没有足够强的选择抑制作用，并且常伴有不良反应。中医中药对帮助机体提高免疫力有很大作用，但在灭杀癌细胞方面作用甚微。生物反应修饰剂和免疫治疗虽然能够帮助机体提高免疫力，以此对癌细胞的生长产生抑制作用，但只有在经过其他方法治疗后机体仅有少量的残存癌细胞时才有效。因此，只有适当地结合各种治疗方法，充分发挥每一种治疗方法的优势，采用综合治疗的手段，才能取得良好的治疗效果。在临床实践中，以外科为主的综合治疗手段包括外科与化疗、外科与放疗的综合治疗。

肿瘤外科治疗的一般原则如下：早期肿瘤行根治术或广泛切除术；局部晚期肿瘤估计难以切除的应先术前化疗或放疗，肿瘤缩小后，再通过手术后病理证实有残存者，应考虑行术后辅助治疗。

恶性肿瘤治疗原则上应为多学科参与、应用多种手段的综合治疗。外科治疗不是唯一的手段。外科医生应该运用自己掌握的综合治疗知识，考虑如何给予患者最佳治疗，而不是先考虑如何手术。

肿瘤外科医师不同于一般外科医师，除了要掌握肿瘤外科的理论知识及操作技能外，还应熟悉其他的肿瘤治疗方法，如放射治疗、化学治疗及内分泌治疗等方法，综合设计每个病人的具体治疗方案，以达到最佳效果。单靠手术治愈肿瘤的观点已经过时。

2. 防止医源性播散原则

恶性肿瘤手术不同于一般手术。恶性肿瘤可以进行局部播散及远处转移。任何检查或手术的操作不当都可能造成肿瘤的播散。术前皮肤准备时的摩擦、手术时的挤压、触摸肿瘤等均可使肿瘤细胞转移或污染手术创面。因而，肿瘤的诊治应防止癌细胞的播散。

（1）防止肿瘤细胞的播散。在检查肿瘤和手术操作时，应轻巧，以防止肿瘤细胞的播散。具体来说，应注意以下几项。①术前检查应轻柔，防止粗暴检查，亦应减少检查次数。②在进行术前皮肤准备时，应轻巧，减少局部摩擦，防止癌细胞进入血管。③尽量不用局部麻醉，因为局部麻醉后可使组织水肿，造成解剖困难。同时，局部麻醉会使局部压力增加，容易造成肿瘤细胞播散。例如，乳房肿块的活检可以在肋间神经的阻滞下进行。此外，除了抗癌药物以外，不应在肿瘤内注射任何药物。④外科手术尽可能不见瘤体不进入肿瘤。手术时的切口要充分，暴露要清楚，以便于操作。⑤应多用锐性分离，少用钝性分离。在手术时，采用电刀切割不仅可以减少出血，还可以使小血管及淋巴管被封闭，加上高频电刀有杀灭癌细胞的功能，因此可减少血道播散及局部种植。⑥先结扎静脉，再结扎动脉，可以减少癌细胞的播散。⑦先处理手术切除的周围部分，再处理肿瘤邻近部位，一般与原发灶一起整块清除。

（2）防止肿瘤细胞的局部种植。脱落的肿瘤组织易在有外伤的组织创面上种植，在手术时，应采用以下措施。①创面及切缘应用纱布垫保护。②肿瘤有溃疡或菜花样外翻时，用手术巾保护，或用塑料布或纱布将其包扎，使其与正常组织及创面隔离。③切除的范围要充分，包括病变周围一定的正常组织。④勤更换手术器械，用过的器械应用蒸馏水或 1∶1 000 氯化汞溶液冲洗后再用。

⑤手术者的手套不直接接触肿瘤。⑥结肠直肠癌术后局部复发，常在吻合口部及切口附近。因而，手术时在搬动肿瘤前，应先用纱布条结扎肿瘤的上、下端肠管，防止瘤细胞种植于创面及沿结肠管播散。在吻合前，先用 1 ∶ 500 二氯化汞溶液冲洗两端肠腔。⑦在切除肿瘤后，可用抗癌药物（如氮芥、顺铂等）冲洗创面，然后逐层缝合。

（三）手术类型

1.诊断性手术

（1）细针吸取。细针吸取即用细针头对可疑肿块进行穿刺，做细胞学检查。该方法简便易行，准确率在 85% 以上，但有一定的假阳性率及假阴性率。

（2）针吸活组织。针吸活组织即应用针吸取得到组织，做组织学检查。通常用一些特殊的针头，如 Tru-cut、Vim-silverman 针头等。一般在局部麻醉下操作，刺入可疑肿块内，吸得组织送病理检查。有时可在手术时应用，如探查胰腺有肿块，在不能明确性质时，可用此法取得组织做病理检查。有时针吸的组织较少，诊断较困难；穿刺活检有可能促进肿瘤细胞的播散，因此一定要严格掌握适应证。

（3）切取活检。切取活检即在局部麻醉的情况下，从肿瘤组织中切取一小块进行组织学检查，以对病情有更加明确的诊断。有些内脏肿瘤也必须在治疗之前进行病理组织学的诊断和证实。如果患者体内的肿瘤体积较大无法全部切除，则可以进行切取活检。在取样时，必须对手术的切口与进入途径额外注意，需要考虑到能否在之后的手术中将活检切口和工具进入的间隙一并切除，以避免肿瘤细胞播散。对机体进行第二次手术的时间应尽可能接近活组织检查的时间，最好能够在冰冻切片条件充足的情况下进行手术，避免肿瘤播散。

（4）切除活检。切除活检指在麻醉的情况下将整个肿瘤切除送病理检查，以使诊断更为明确。在手术时，必须连同肿块边界周围的一些正常组织一并切除。这种做法的好处是既能进行正确、科学的组织学诊断，又有助于在得到结果后做出进一步决策。如果诊断结果为良性肿瘤，则不需要进行进一步的处理；如果诊断结果为恶性肿瘤，由于切除活检后并不会引起太大损伤，因此也能减少医源性播散，再结合实际情况进一步治疗。可见，切除活检是一般肿瘤的首选诊断治疗方式，这一方法常用于体积较小的肿瘤切除手术中。与切取活检相同的是，手术时需要重视对手术切口的处理，避免使手术创面受到污染，从而给后续手术带来困难。

切除活检如证实为恶性肿瘤，与第 2 次手术间隔的时间原则上应越短越好。

如果临床考虑为黑色素瘤，则不应做针穿、咬取或切取活检，而应该做切除活检。

2. 探查性手术

探查性手术的目的有三个：一是明确诊断；二是了解肿瘤范围并争取肿瘤切除；三是早期发现，及时切除。探查性手术前已做好大手术的准备，一旦探查明确诊断而又能彻底切除时，可转为根治性手术，所以术前准备要充分。

3. 根治性手术

只要肿瘤局限于原发部位和邻近区域淋巴结，或肿瘤侵及邻近脏器但能与原发灶一起切除者，均应行根治性手术。根治性手术的最低要求是切缘肉眼和显微镜下未见肿瘤。根治性手术对肉瘤而言为广泛切除术，即广泛整块切除肉瘤所在组织的大部分或部分邻近深层软组织。

4. 姑息性手术

姑息性手术是对肿瘤晚期患者常采取的手术方法之一，但对原发病灶或其转移性病灶的切除达不到根治的目的。切除肿瘤的目的是防止肿瘤危害生命及其对机体功能的影响，消除某些不能耐受的症状，或通过一些简单的手术防止一些可能发生的症状，目的是提高生存质量。例如，消化道肿瘤的姑息性切除或改道手术可以治疗肿瘤出血的症状，防止空腔脏器穿孔，防止消化道梗阻及以后肿瘤引起的疼痛。

有时肿瘤的体积较大，手术治疗不能达到根治的目的，但将原发病灶大部分切除便于用其他治疗方法控制手术后所残存的肿瘤细胞，称之为减积手术。这种减积手术仅适合原发病灶的大部分用手术切除后，残留的肿瘤能用其他治疗方法较有效控制者。因而，对残留的肿瘤组织无特殊有效的治疗方法者一般不适合做减积手术。临床上适合做减积手术的肿瘤有卵巢肿瘤、软组织肉瘤及Burkitt 淋巴瘤等。卵巢肿瘤及 Burkitt 淋巴瘤在巨大的肿瘤切除后，残存的肿瘤应用放疗或化疗等能有效地达到治疗的目的。

5. 转移性肿瘤手术

转移灶的外科切除取决于原发肿瘤的基本生物学特性及原发肿瘤应用手术或其他治疗方法的效果。一般来讲，转移性肿瘤的手术切除适合原发灶已得到较好控制、存在单个转移性病灶但无其他远处转移者，同时考虑手术切除无严重并发症者。对肺孤立性转移病灶应用手术治疗的效果是可以肯定的。对肺部多发性转移性病灶经严格选择的病例应用手术治疗也有一定的效果。当然，在选择病例时，从手术到复发间隔时间长者效果好，一般间隔时间在一年以上者的效果最好。而且，肿瘤生长越缓慢，疗效就越好。

转移性肝癌会对机体造成很大的威胁。在患有直肠癌、原发性结肠癌的病人中，有 10% 在初诊时已发生肝脏转移。如果转移到肝脏上的病灶小且孤立，则需要在进行原发灶切除手术中同时对肝脏进行楔形或局部切除。如果在手术中经探查发现两叶均有病变且不适合切除，则可以向患者肝动脉插管注射抗癌药物，起到缓解作用。

脑转移癌亦可严重威胁生命。常见脑转移的原发癌为肺癌、结肠癌、黑色素瘤、乳腺癌等。术前经 CT 等方法明确除脑有单个转移外，其他部位无转移时，可以考虑做手术切除，术后常需配合放疗或化疗。不过转移性肿瘤手术的效果比较差，需要与其他治疗手段配合进行。

6. 重建和康复手术

肿瘤外科手术属于组织破坏性手术，一般会造成较大的创伤。肿瘤病人在手术后，需要通过外科手术进行功能重建和康复治疗。提高肿瘤患者术后的生存质量尤为重要，外科医师需要结合病人的具体情况制定相应的功能重建和机体康复治疗方案，从外形到功能帮助病人改善身体状况。以乳腺癌为例，患此病的人完成根治手术后，外科医师应利用腹直肌肌皮瓣帮助患者重建乳房，或者使用硅胶人工乳房对患者进行胸大肌填充，使患者拥有外形近乎完美的胸部。近年来，也有很多案例借助微血管吻合技术使用游离皮瓣帮助患者修补缺损部位，如广泛切除腹壁肿瘤或肢体软组织肿瘤的术后修补。在康复治疗中，也可以采用外科手术，有时之前的放疗或手术导致了部分功能丧失，如肢体部位，通常对肌肉或骨进行移位就能达到功能改善的目的。

二、肿瘤的放射治疗

放射治疗自 1895 年伦琴发现 X 射线至今已有 100 多年的历史。目前，放射治疗已成为恶性肿瘤的主要治疗手段之一。放射治疗对提高肿瘤治疗的效果具有重要的意义。

（一）放射治疗方法

1. 根治性放射治疗

放射治疗已在一些肿瘤治疗中获得较为满意的疗效，如皮肤癌、鼻咽癌、头颈部肿瘤、乳腺癌、前列腺癌、宫颈癌、视网膜母细胞瘤、精原细胞瘤、Hodgkin 病等。恶性淋巴瘤和精原细胞瘤都是放射敏感性肿瘤，给予 35 ～ 40 Gy 的剂量就可达到 90% 的局部控制，而不引起显著的晚期反应组织损伤。放射治疗是鼻咽癌的首选方法，鼻咽癌放射治疗的 5 年生存率达 50% ～ 70%（其中 I 期达 95%），10 年生存率达 40% 左右。

2. 姑息性放射治疗

对于不能根治的肿瘤病人，治疗目的是缓解症状，改善生活质量。放射治疗可解除肿瘤压迫、止痛、止血等，具有较好的姑息作用。由于患者为晚期，治疗目的不是消灭肿瘤，因此常在较短时间内给予数次放射，总剂量不一定要求达到肿瘤完全控制水平。

在进行姑息治疗的同时，必须加强全身支持治疗。局部姑息治疗的效果及预后和原发灶有关，也和距离首次治疗的时间有关。因此，对每一位晚期病人都不要轻易放弃治疗。

3. 放射治疗新技术

目前，由于各种放疗技术各具优势，不同的放疗技术还处于并存的状态。

（1）适形调强放疗。适形调强放疗技术包括三维适形放疗（3DCRT）技术和调强放疗（IMRT）技术。

三维适形放疗（3DCRT）技术是通过立体定位技术，在直线加速器前面附加特制铅块或利用多叶准直器来对靶区实施共面或非共面照射，各射野的形状在束轴视角（BEV）方向与靶区的形状一致，这使剂量在靶区上的辐射分布更加准确，对周围正常组织的照射又可降到较低程度。与以往的常规放疗相比，三维适形放疗设备的突出优势是使用了多叶准直器。多叶准直器产生的辐射野可以根据肿瘤在空间任何角度方向（一般指机架旋转 360° 范围内）上的几何投影形状而改变，使辐射野的几何形状与肿瘤投影相匹配。

调强放疗（IMRT）技术是在 3DCRT 技术的基础上发展而来的。与 3DCRT 技术相比，IMRT 技术的优势体现在以下几个方面：①利用计算机断层摄影或磁共振三维重建定位，提高了摆位和照射的精确度；②逆向计划的实施确保了剂量分布参数不仅从正面计算，还利用了逆向算法来验证和审核，实现了射野强度分布的最优化；③可以配置射野内的各线束的权重，保证了剂量分布形状与靶区的实际三维分布形状相一致。IMRT 技术的上述优势使我们可以针对不同的靶区，制订个体化的剂量分布计划，缩短总放疗时间，提高局部控制率。

（2）呼吸控制技术和呼吸门控技术。呼吸运动会引起肺、乳腺、肝、胃等胸部器官和腹部器官的形变和移位，所以人们采用了呼吸控制的方法来减少呼吸运动对肿瘤运动的影响。呼吸控制在一定程度上暂停了靶区的运动，可以有效地调整计划靶区（PTV）与临床靶区（CTV）间的安全边界。近年来出现的呼吸控制技术主要有主动呼吸控制（ABC）技术和深吸气屏气（DIBH）技术。这些技术的优势是操作简单、省时，但需要患者肺功能好且积极配合医生练习屏气，所以呼吸控制有其局限性。

基于呼吸控制的局限性，人们提出了呼吸门控技术。呼吸门控技术是指通过某种检测设备对呼吸运动进行检测，在呼吸周期的特定时相内打开和关闭射线束，从而在特定时相内近似定位肿瘤的状态，使患者可以在相对自然的呼吸下接受治疗。但是，呼吸门控技术也有不足之处，它同呼吸控制技术一样，都需要在呼吸周期的某一个时段内对肿瘤实施照射，导致每次治疗时间延长，也会有一定的误差。

因此，呼吸控制技术和呼吸门控技术的局限性在一定程度上阻碍了它们的推广和发展。

（3）自适应放射治疗。传统放疗是在正式实施治疗之前的2～3周时间内制订放疗计划，然后根据计划实施放疗，以实现高度适形的剂量分布。显然，这种方法有很大缺陷，因为我们不能保证治疗时肿瘤的形状和运动状态与制订计划时相同，而且一些对放疗敏感的肿瘤在照射2～3周后就会出现明显缩小，并且在每次实施治疗时，需要重新摆位，会产生新的摆位误差。

自适应放疗技术可减少分次治疗间的摆位误差和靶区运动。自适应放疗基本过程如下：在每个分次治疗时，对靶区进行 CT 扫描摄片，然后系统在离线状态测量每次摆位误差，最后通过存储的摆位数据综合分析并调整 PTV 和 CTV 间的安全边界，确定放疗计划，根据计划进行后续的分次治疗。但是，自适应放疗技术不适合随机误差较大且需分次治疗次数较多的肿瘤治疗。目前，最新的自适应放疗技术可以充分利用单次放疗前的摆位和剂量分布数据来重新实施摆位或剂量调整。

（4）四维放射治疗（4DRT）。在呼吸运动引起肿瘤移位的研究中发现，在单次治疗中，肿瘤的最大移位可达 3 cm，所以计划中的 CT 数据要尽量准确描述肿瘤的实际运动。但是，传统的 CT 图像往往忽略了呼吸作用的影响，因而所获得的图像与实际治疗情况相比经常会出现扩大或扭曲。在当前的放疗技术中，虽然我们可以利用呼吸门控技术进行调整，但有时其作用并不明显。4DRT 技术较好地解决了运动肿瘤中的准确定位问题。4DRT 技术除应用了 CT 扫描的三维成像和加速器三维方向照射系统外，还引入了时间因素，相应的 CT 可以按时序扫描。

为了模拟肿瘤随呼吸的运动，我们需要从四维图像中获取实际内靶区信息。4DRT可以对呼吸运动的完整周期进行扫描，从而反映胸部器官和靶区随呼吸运动的"轨迹"，据此我们可以制定包括运动产生的移位在内的内靶区（ITV）。4DRT数据的获取与呼吸运动周期可以实现同步。目前，4DRT在靶区定位和图像获取技术方面已经成熟，但在计划和实施阶段存在一些问题尚待解决和完善。

（二）放射治疗计划的制订和实施

1. 确定治疗方案

通过影像学、临床等各种检查手段可以确定患者体内肿瘤的存在部位和大小，如采用放射疗法，医师必须制订出相应的治疗方案，即判定是否进行放疗，是以综合治疗、姑息性放疗还是根治性放疗为目的进行放疗。

2. 确定靶区

确定靶区即确定照射的部位和范围。体表肿瘤往往通过体格检查就能确定靶区。但体内的肿瘤需要放射肿瘤学医师在CT、MRI、X线片上画出需要照射的范围和要保护的正常组织，并决定有关放射剂量。根据国际辐射单位与测量委员会（ICRU）的规定，临床医师根据临床、影像学检查等确定肉眼肿瘤区（GTV），然后根据该肿瘤生物学行为扩大照射内径，以包括可能的浸润和亚临床病灶，称之为临床靶区（CTV）。然而，考虑到每天放疗摆位时可能发生的差异，需扩大照射内径。靶区的确定是放疗过程中最重要的一个环节，放疗医生必须充分给予重视，尽一切可能做到精确无误。

3. 制订治疗计划

明确靶区的精确位置、靶区与邻近重要组织器官的关联以及靶区大小，通过计算机计划系统制订出合适的治疗计划，明确照射方式、照射野以及放射源等关键信息。放射物理学人员在治疗计划系统（TPS）中输入当次治疗的相关资料图像，再利用计算机布置照射野，对各照射野分配适当的剂量，选择适合的射线，根据不同密度的机体组织校正剂量并优化，绘制二维或三维的剂量分布图。在计算靶区剂量时，通常以95% ～ 100%等量线范围为标准。

4. 治疗计划的验证和定位

在设计完放疗计划后，需要在模拟机上进行定位，这对深部肿瘤尤为重要。模拟机是能模拟直线加速器各种功能的X线透视系统，可以按治疗计划对确定的照射野位置、大小、入射角、照射距离等逐一核对，以确保治疗计划的准确性和可行性，并对治疗计划做出必要的修整。通过模拟机可确定重要组织、器官是否避开，并确定挡铅部位、大小是否准确。

5. 治疗计划的执行

治疗计划的执行即正式开始治疗。在第一次照射时，应在治疗机上拍摄射野验证片，并和模拟定位片进行对比。疗程期间和结束时最好也拍片复核。保证病人每次治疗的重复一致性是放疗取得成功的重要因素之一，而确保病人的体位一致是重要的一环。

（三）放疗技术的发展方向

1. 图像引导下的适形调强放疗

由于目前放疗系统在治疗实施阶段还存在靶区适形度的问题，图像引导下的适形调强放疗指明了 4DRT 的发展方向。图像引导下的适形调强放疗技术在新型的加速器上集成了千伏级 X 射线容积成像设备，即千伏级锥形束 CT。该设备的特点是采用锥形 X 射线随机架旋转进行数据采集，通过锥形束算法最终获得三维影像。

2. 预测跟踪技术下的适形调强放疗

通过近年来在图像引导放疗领域的研究，我们已经可以使用诊断用 X 射线图像去探测置入靶区内的不透 X 线标记物来实现实时肿瘤定位和追踪，但是通过呼吸门控技术或波束追踪技术进行放疗计划设计时，我们需要适当考虑治疗系统延迟，包括图像获取、图像处理、传输延迟、发动机感应、机械阻尼等。经临床验证，采用呼吸运动预测技术能够解决系统延迟的问题，对补偿呼吸运动有明显优势，预测跟踪技术下的适形调强放疗有助于提高 4DRT 中靶区计划实施的精确性。

3. 物理适形与生物适形技术相结合的多维生物适形调强放疗

近年来，生物适形技术 [如正电子发射断层扫描（PET）、单光子发射计算机断层成像术（SPECT）、磁共振波谱影像等功能性影像技术] 有了很大发展。由这些技术所获得的影像可以反映肿瘤和正常器官组织的生理及功能信息。PET/CT 技术是生物适形技术的一个代表，它将 PET 与 CT 两种影像诊断技术相结合。经临床验证，PET/CT 技术解决了单一 CT 或 PET 低分辨率显像问题，一次性显像便可获得组织形态和功能信息，大大提高了放疗的精确性。物理适形与生物适形技术相结合的多维生物适形调强放疗将开创生物治疗的新时代。

三、肿瘤的化学治疗

（一）化疗药物的合理使用

在治疗肿瘤的过程中，随着人们对肿瘤化疗的作用的认知越来越深入，这一治疗手段越来越受到重视。只要配合使用合适、科学的治疗方案，就能够取得显著的化疗效果。这一治疗过程涉及层面十分广泛，如药理作用、用药剂量、药代动力学、药物配伍、耐药的预防和克服等。

1. 细胞增殖动力学

了解肿瘤细胞的增殖动力学对指导肿瘤化学治疗有很大的帮助。肿瘤细胞一次分裂结束后到下一次分裂结束的时间称为细胞周期。细胞周期分为 DNA 合成前期（G_1）、合成期（S）、合成后期（G_2）、有丝分裂期（M）4 期，每期有不同的生化活动。不同增殖期肿瘤细胞对化疗和放疗的敏感性不同，S 期细胞对细胞周期特异性药物敏感性较强，M、G_1、G_2 期细胞则对细胞周期非特异性药物及放疗较敏感。若因缺少营养或受机体免疫抑制，肿瘤细胞可暂时停留于延长的 G_1 期，即静止状态的 G_0 期，除细胞周期非特异性药物外，其他化疗药物对 G_0 期细胞杀伤作用不大。

由于肿瘤细胞的增殖并不同步，在一个肿瘤群体内有着不同增殖期的肿瘤细胞。肿瘤的生长曲线类似 Gompertzian 曲线，开始时肿瘤增殖细胞多，肿瘤呈指数生长；当肿瘤达到一定体积后，引起缺氧、出血、坏死，增殖细胞数减少，倍增时间延长，曲线趋向平坦。当肿瘤呈指数生长时，较多肿瘤细胞处于 S 期；当肿瘤生长缓慢后，较多细胞处于 G_1 期甚至 G_0 期，对化疗更不敏感。一个肿瘤群体内包括不同增殖期的肿瘤细胞，这就为作用于不同增殖期化疗药物的联合使用提供了理论根据。细胞增殖动力学对肿瘤的治疗具有重要的指导意义，为制订合理的治疗方案提供了理论基础。

2. 剂量强度

多数化疗药物的剂量与肿瘤细胞的存活呈线性关系。化疗药物杀灭肿瘤细胞遵循"一级动力学"的规律，即一定量的化疗药物能杀灭一定比率的肿瘤细胞，因此肿瘤化疗需要多疗程的反复治疗。同时，化疗药物剂量与肿瘤细胞残存的数目密切相关。

剂量强度的定义如下：不计较给药的途径，单位时间内每平方米体表面积的药物剂量以每周 mg/m^2 表示。化疗药物的剂量疗效曲线多数呈线性关系，即剂量愈大，疗效愈好。动物实验证实，按常规剂量的 80% 给药，完全缓解率明显下降。剂量疗效呈线性关系是临床应用高剂量化疗的基础，这种线性关系只见于淋巴瘤、睾丸肿瘤、乳腺癌和小细胞肺癌等几种对药物敏感的肿瘤。对于一些不敏感的肿瘤，如大肠癌、非小细胞肺癌、软组织肉瘤等，剂量强度与疗效并无线性关系，即提高剂量强度并不能提高疗效。

对于有可能治愈的患者，在临床阶段，应尽可能在患者最大耐受范围内使用最大剂量强度的化疗，以最大限度地保证疗效。目前，我国骨髓移植、集落刺激因子等的研究和应用范围日益扩展，这为进行高剂量化疗提供了更大的便利。需要注意的是，在增加剂量强度的同时，患者的不良反应必然会增大，因此如果没有制定出适当的预防治疗措施，不可盲目加大强度。

3. 多药联合化疗

许多肿瘤细胞构成了肿瘤，大多数细胞通常处于相对静止的非增殖状态，只有部分细胞很活跃，在不断发生增殖。如果联合使用不同的药物，则有可能实现一次杀灭大量肿瘤细胞。

在个别肿瘤疾病中，目前仍依靠单药治疗的主要有低度恶性淋巴瘤和慢性白血病的肿瘤细胞。在化疗方案的制订和选择上，应先进行严格的临床试验，只有了解了确切的实用价值后，才可以做出最终决策。联合化疗方案中使用的两类药物需要满足两点要求：一是有不同的作用机制；二是常用的两种药物分别属于可以对不同时相发挥作用的周期特异性药物和周期非特异性药物。在药物的选择上，应选择毒性不相重复的药物，促使正常细胞提高耐受性。给药数量需要严格把控，通常主张给药 2～4 个，疗效不会因为给药过量而提高。

4. 克服耐药性

在临床上，经常观察到化疗使肿瘤缩小后，继续原方案治疗肿瘤反而增大的现象。这表明肿瘤细胞对化疗药物产生了耐药性。近年来，人们亦发现一旦肿瘤细胞对某一药物耐药时，对其他一些结构不同、作用机制也不同的药物也具有耐药性，即多药耐药现象。

多药耐药性往往出现于天然来源的化疗药物，如植物类及抗生素类。1986年，美国国家癌症研究所发现了多药耐药性基因（MDR-1）。MDR-1 可引起细胞膜蛋白、P-糖蛋白扩增。P-糖蛋白是一种膜转运蛋白，既可与抗癌药结合，又可与 ATP 结合。通过 ATP 提供能量，将抗癌药从肿瘤细胞内排出。近年又发现拓扑异构酶Ⅱ减少也是造成耐药的重要原因。有些肿瘤细胞发生耐药时，药物的摄入及细胞内药物浓度和敏感细胞株并无差别，而拓扑异构酶Ⅱ的活性有明显变化。在正常情况下，拓扑异构酶Ⅱ与 DNA 结合，控制 DNA

复制。

总之，肿瘤数量越多，出现变异、耐药的可能性也越大。针对多药耐药性问题，应注意以下几方面：①最大限度地消除巨大肿块，降低肿瘤负荷；②选择最佳治疗时机是取得良好疗效的关键；③选择新作用机制的化疗药物在一定程度上对耐药肿瘤有一定疗效；④新的联合化疗方案对耐药肿瘤也有相当疗效；⑤安全的可逆转多药耐药性的药物正在研究中。

（二）肿瘤化疗的形式

并非每一例肿瘤病人均有治愈的可能，在治疗前，应根据当前的治疗可能达到的疗效确定治疗目的，制定治疗策略。因此，根据治疗目的不同，肿瘤化疗具有以下几种形式。

1.根治性化疗

对于睾丸癌、恶性淋巴瘤、绒癌、急性淋巴细胞白血病等一些可能通过化疗治愈的肿瘤，应积极鼓励患者接受全身治疗。对于患此类癌症的病人，通常除了化疗外，没有其他更加有效和适合的治疗方法，因此从开始就应该对患者采用化学疗法。对于根治性化疗来说，无复发生存率就是其最重要的观察指标，这一指标代表着患者具有潜在的治愈可能。化疗药物以"一级动力学"原理为依据杀灭肿瘤细胞。在实施根治性化疗时，必须使用联合化疗方案，应用的各种药物必须满足作用机制不同、单药使用有效且不良反应各异，给药过程应注意要尽量缩短使用间隙期，应用的疗程和剂量都应该充足，以达到将机体内的癌细胞完全杀灭的目的。化疗医师应该明确，即使在对恶性肿瘤进行化疗后产生了很好的化疗效果，也需要经常进行综合治疗。例如，在治疗睾丸肿瘤时，应切除睾丸的原发病灶；在治疗小细胞肺癌时，应根据实际情况加用放疗和手术等。

2.辅助化疗

部分肿瘤在采取局部治疗后使用化疗的主要目的是针对可能存在的微转移病灶，防止恶性肿瘤的复发和转移。事实上，许多肿瘤在手术前已经存在超出手术范围外的微小病灶。在原发肿瘤切除后，残留的肿瘤生长加速，对药物的敏感性增加，且肿瘤体积小，更易杀灭。例如，骨肉瘤手术后再进行辅助化疗已被证明能明显改善疗效。在高危乳腺癌病人中，多中心随机研究的结果也证明辅助化疗能提高生存率及无病生存率。目前，辅助化疗多用于头颈癌、乳腺癌、胃癌、大肠癌、骨肉瘤和软组织肉瘤的综合治疗。但是，并不是所有这类肿瘤均需要辅助化疗，每种肿瘤按病期的不同、高危因素的差异决定其合适的治疗方案。完全缓解率在评价辅助治疗的疗效方面意义不大，其主要的观察指标是无复发生存率。

以往，人们认为肿瘤起初只是局部的疾病，经过发展才开始向周围侵犯，这时癌细胞才开始通过淋巴道发生转移，最后随着血液循环转移到患者全身。由此，人们认为肿瘤治疗的关键在于在肿瘤的早期将其彻底切除，并且力求手术范围广泛，如扩大根治术、乳腺癌根治术等。但近些年，人们对肿瘤转移的开始时间有了新的认识，对肿瘤的发生和转移机制有了更深的了解，对辅助化疗的作用更加重视。正常细胞发展成肿瘤后，肿瘤细胞从瘤体上不断脱落进入血液循环系统向全身转移，在此过程中，机体的免疫防御机制会将其中大部分的肿瘤细胞消灭，而少数残存下来的肿瘤细胞就会导致肿瘤的复发转移。因此，当通过临床检查发现肿瘤且进行手术时，肿瘤细胞就很可能已经在患者体内发生了远处转移。仅凭手术治疗或者放疗对局部病变进行消灭是无法根治肿瘤的。例如，当患乳腺癌的病人体内乳腺原发灶发展到直径大小为 1 cm 时，发生腋窝淋巴结转移的患者达到约 25%，因此应趁手术切除大部分肿瘤的关键时机，术后尽快进行全身化疗配合治疗，将已转移的微小病灶及时消灭。

3. 新辅助化疗

新辅助化疗是在手术前给予辅助化疗。通过化疗使局部肿瘤缩小，减轻手术或放疗造成的损伤。另外，化疗可清除或抑制可能存在的微小转移灶，从而改善预后。现已证实新辅助化疗能减轻肛管癌、膀胱癌、乳腺癌、喉癌、骨肉瘤、软组织肉瘤等外科治疗引起的损伤，并在多种肿瘤（如非小细胞肺癌、食管癌、胃癌、宫颈癌、卵巢癌、鼻咽癌及其他头颈肿瘤）的综合治疗中发挥重要的作用。

手术前给予辅助化疗的时间不能太长，一般为 3 个疗程左右，它的作用机制可能不同于手术后 6 ～ 12 个疗程的辅助化疗，因此其不称为术前辅助化疗，而称为新辅助化疗或诱导化疗。由于化疗开始越早，产生抗药性的概率越小，近年来不少肿瘤均采用新辅助化疗。新辅助化疗具有下列优点：①可避免体内潜伏的继发灶在原发灶切除后 1 ～ 7 d 内由于体内肿瘤总量减少而加速生长；②可避免体内残留的肿瘤在手术后因血凝机制加强及免疫抑制而容易转移；③使手术时肿瘤细胞活性降低，不易播散入血；④可从切除肿瘤标本了解化疗敏感性；⑤早期消灭肿瘤可避免抗药性；⑥肿瘤缩小有利于手术切除；⑦化疗若能消灭免疫抑制细胞，就可加强机体免疫功能，即使化疗使身体免疫机制受抑制，手术两周后仍可因反跳现象而恢复；⑧早期化疗可防止远处转移。

要想判断新辅助化疗疗效，可观察手术切除标本内肿瘤坏死程度，如果肿瘤坏死面积大于 60% 可认为有效。或在手术后观察 20 张病理切片，将切片内肿瘤减少程度分为 4 级：Ⅰ级无变化；Ⅱ级仍有大片肿瘤灶；Ⅲ级仅有散在肿瘤灶；Ⅳ级肿瘤全消。其中，Ⅲ、Ⅳ级可认为有效。

在大多数肿瘤中，新辅助化疗往往只需要 3 个疗程，而不同肿瘤患者的化疗敏感性不同，因此手术后仍需给予辅助化疗。至今尚不能肯定新辅助化疗能否替代辅助化疗。行新辅助化疗后，69% ～ 78% 的患者肿瘤缩小，其中12% ～ 30% 达到完全缓解。

4. 姑息性化疗

目前，临床常见的恶性肿瘤（如非小细胞肺癌、肝癌、胃癌、大肠癌、胰腺癌、食管癌、头颈癌）的化疗疗效仍不满意。对此类癌症的晚期病例已失去手术治疗的意义，化疗也仅为姑息性，主要目的是减轻患者的痛苦，提高生活质量，延长患者的寿命。应避免因过度治疗而使患者的生活质量下降。姑息性化疗除全身性化疗的途径外，还经常使用其他特殊途径的化疗，如胸腔内、腹腔内、心包内给药治疗癌性积液，肝动脉介入化疗治疗晚期肝癌等。

（三）化学治疗的发展

肿瘤化疗是肿瘤内科治疗的主要手段。近几十年来，人们在肿瘤内科治疗领域不断探索实践，已经取得多项重要的研究成果。在综合治疗常见肿瘤时，肿瘤化疗因其显著的疗效成为必选的治疗手段。人们现已在肿瘤生物学、化学预防、基因治疗、新抗肿瘤药物和新机制以及分子生物学研究等多个肿瘤研究领域取得了一定进展。

1. 新靶点和新作用机制的抗肿瘤药物、高效低毒的已知抗癌药衍生物的研发

在化学治疗中，对化学药物使用剂量造成最大限制和阻碍的一个重要因素就是化疗药物带给患者的不良反应。多年来，人们在研究分子肿瘤学时取得了很多新的进展，扩展了治疗肿瘤的途径。人们不断研发各种新型抗肿瘤药物，开辟新的作用靶点。针对新作用机制与新靶点研发抗肿瘤药物有利于人们发现作用于人体后不良反应低且药物本身选择性高的新型抗癌药物。如今，很多实验室投入大量精力来研究和设计干扰微管蛋白解聚与聚合的药物和拓扑异构酶抑制剂。另外，人们发现紫杉醇在非小细胞肺癌、卵巢癌以及乳腺癌治疗上有十分显著的疗效；在治疗结肠癌时，使用 CPT-11 和 Topotecan，疗效十分突出。深入研究已知抗癌药，从中发展出兼具低毒与高效两个优点的衍生物是改善疗效和研发新型抗癌药物的另一条重要途径。自 20 世纪 70 年代开始，就

不断有广谱高效的新型抗癌药和其他具有抗癌效用药物的衍生物问世，如亲脂性碘阿霉素和吗啉代蒽环类化合物是目前临床试验中很有希望的蒽环类抗癌药物。

2. 肿瘤多药耐药性逆转剂的开发和临床应用

肿瘤细胞产生耐药性尤其是多药耐药性是肿瘤化疗失败的主要原因之一，也是肿瘤化疗亟待解决的难题。寻找低毒、高效的多药耐药性（MDR）的逆转剂是肿瘤化疗亟待解决的问题。部分钙离子通道阻断剂，如维拉帕米（VRP）钙调素拮抗剂、环孢霉素及多种多样的亲脂性阳离子化合物在体外均具有部分或完全的逆转 MDR 的作用，但许多都不能用于临床，这是由于其不良反应使逆转剂在病人体内达不到有效的血药浓度。因此，作为 MDR 逆转剂的药物至今尚未开发成功并用于临床。理想的 MDR 逆转剂应具备下列特征：①对正常的组织细胞无毒性；②体内能获得的药物浓度在体外有逆转 MDR 的活性；③单药应用本身具有抗肿瘤的作用；④稳定且半衰期长；⑤代谢物仍有活性。

3. 造血干细胞移植和提高化疗剂量强度

造血干细胞移植支持下的超大剂量化疗已成为一种较为成熟的肿瘤治疗手段。近 10 年来，自体造血干细胞移植合并大剂量联合化疗使霍奇金淋巴瘤、非霍奇金淋巴瘤、多发性骨髓瘤和白血病等疾病的 5 年生存率显著提高，成为治疗这些疾病的常规手段之一。另外，对常见化疗敏感的实体瘤（如乳腺癌、睾丸肿瘤、卵巢癌和儿童实体瘤等）亦有较好的疗效。采用大剂量化疗合并异基因骨髓移植使难治性急性粒细胞性白血病 5 年无病生存率高达 50% 左右，而近期造血生长因子（如粒细胞－巨噬细胞集落刺激因子及粒细胞集落刺激因子）的问世为增加细胞毒性药物剂量强度提供了保证。

在治疗时，即使对恶性肿瘤单次使用超大剂量的化疗，在肿瘤细胞的灭杀上仍受到一定局限。而多程超大剂量化疗存在诸多缺陷，如死亡率相对更高，不易掌握治疗时机，并且花费巨大。这一治疗手段可以适当简化处理后再应用，在未来，可能在体外扩增造血干细胞等的临床手术中直接应用，尤其是体外扩增造血干细胞对造血干细胞移植的广泛应用有非常深远的意义。

4. 抗癌药物的敏感试验和化疗药物个体化应用

由于病人的机体状况不同及肿瘤的不均质性，个别对待成为临床肿瘤治疗的基本原则之一。为了实现对肿瘤病人的合理用药和化疗药物个体化应用，应进行个体肿瘤的体内外药敏试验。体外药敏试验常用的方法有集落法、同位素法、荧光法和 MTT 法等，各有千秋。体内药敏试验主要为以裸鼠肾包膜下移植瘤模型进行体内抗肿瘤试验，能较准确地反映肿瘤对药物的敏感情况，其作为指导临床选择有效抗癌药物的一种方法，可减少治疗的盲目性，但存在花费昂贵、所需时间较长、不易开展等缺点。近来根据药物代谢曲线的曲线下面积可以具体计算病人应用卡铂的合适剂量，从而取得良好疗效，并避免不可耐受的毒性。

四、肿瘤的免疫治疗

（一）肿瘤免疫微环境

机体的免疫系统具有免疫监视功能。当肿瘤细胞侵袭时，免疫系统可以根据它们表面所表达的肿瘤抗原识别并清除它们。然而，在某些情况下，肿瘤细胞能够通过多种机制逃避机体的免疫监视，从而进行恶性增殖，形成肿瘤。

肿瘤微环境（TME）是由肿瘤细胞、免疫细胞、肿瘤相关的成纤维细胞、细胞外基质、细胞因子以及其他有助于肿瘤生长和发展的分子（如免疫检查点关键分子等）组成的复杂系统，它们包围和支持着肿瘤巢。随着科学技术的不断发展，人们逐渐了解到 TME 的复杂性和多样性以及在免疫治疗中的重要作用。TME 影响免疫疗法的效果也是肿瘤免疫逃逸的重要原因之一。TME 中含有各种类型的免疫细胞，如 T 细胞、NK 细胞、巨细胞、树突状细胞（DC）和髓源性抑制细胞（MDSCs）等，还包含大量的细胞因子和趋化因子等。TME 是一个动态变化的环境，其中的细胞、细胞因子和其他生物分子相互作用，影响肿瘤的生长、侵袭和转移。TME 中的细胞因子谱影响 T 细胞的浸润，有时甚至可以决定肿瘤治疗的成败。在缺乏必需氨基酸的低氧酸性 TME 中，浸润的 T 细胞会经历失能、衰老和耗竭的过程，难以达到理想的肿瘤杀伤效果。TME 被称为肿瘤的第七大标记性特征，是宿主免疫系统和肿瘤之间的重要战场。因此，通过靶向 TME 中的免疫细胞来调节肿瘤免疫也逐渐成为研究的重点。免疫检查点阻断疗法是近年来肿瘤免疫治疗研究取得的具有突破性的进展，在多种肿瘤的治疗中取得了显著疗效。未来，新技术的发展及研究模式的创新将进一步推动靶向 TME 的免疫治疗。

（二）肿瘤免疫疗法

1.单克隆抗体免疫疗法

受益于免疫学和蛋白质工程的快速发展，单克隆抗体免疫疗法是目前发展较快的免疫疗法。单克隆抗体类药物可将 T 细胞引入肿瘤部位，直接靶向肿瘤细胞，改变宿主对肿瘤的反应，从而起到抑制甚至消除肿瘤的作用。

单克隆抗体包括结合肿瘤抗原的 Fab 端和结合免疫细胞表面受体的 Fc 端。在单克隆抗体的作用下，两种细胞结合后会通过补体介导的细胞毒和抗体依赖的细胞毒作用杀死肿瘤细胞。此外，单克隆抗体，如贝伐珠单抗，通过抑制肿瘤细胞的氧气供应和营养物质的输送，抑制肿瘤血管生成，发挥抗肿瘤作用。另一种是抗体药物偶联物，即通过特定的连接头，将靶标特异性的单克隆抗体与高杀伤性的细胞毒性药物偶联起来的靶向生物制剂，可以特异性结合肿瘤表面抗原，通过"自焚"机制释放药物杀死肿瘤细胞并激活免疫系统。

以双特异性抗体（BsAb）为代表的第二代单克隆抗体逐渐进入市场，如倍林妥莫双抗和艾美赛珠单抗。靶向 EGFR-MET 的双抗 amivantamab 最近也被批准上市，用于治疗 EGFR 外显子 20 插入突变的非小细胞肺癌。

2. 免疫检查点抑制剂疗法

免疫检查点是机体免疫系统中的保护因子，可以防止 T 细胞过度激活而导致自身免疫性损伤。但是，肿瘤细胞可能会利用这些检查点逃脱机体的免疫监视与杀伤，发生免疫逃逸。免疫检查点抑制剂通过阻断免疫检查点可以有效恢复 T 细胞的功能。

免疫检查点抑制剂疗法是目前应用比较多的一种肿瘤免疫疗法。2011 年，FDA 批准的首个免疫检查点抑制剂伊匹单抗，即抗细胞毒性 T 淋巴细胞相关蛋白 4（CTLA-4）的抗体，通过阻断 CTLA-4 的抑制性信号诱导活化 CTL，用于晚期黑色素瘤的临床治疗。3 年后，针对程序性细胞死亡受体 1（PD-1）及其配体（PD-L1）的抗体帕姆单抗和阿特珠单抗被 FDA 批准用于治疗多种类型的肿瘤，包括肺癌、膀胱癌和黑色素瘤等。

此外，研究人员正在尝试开发一系列免疫检查点小分子抑制剂，目前尚处于临床前研究或者临床 1 期。调控天然免疫的关键蛋白干扰素基因刺激因子（STING）在 T 细胞介导的肿瘤免疫过程中起枢纽作用。目前，有 10 余个 STING 激动剂正处于临床研究阶段。随着研究的深入，越来越多的免疫检查点被发现，如 LAG3、TIGIT、TIM3、腺苷 A2A 和 CD47 等，针对这些新发现的免疫检查点的药物研发也在持续进行中。

3. 过继细胞疗法

过继细胞疗法是一种被动免疫治疗方法。先从肿瘤患者体内分离出免疫细胞，在体外经过基因工程化改造或者筛选激活，大量扩增后重新回输到患者体内，以达到清除肿瘤的目的。依据效应细胞是否有外源基因的表达，过继细胞疗法可以分为两种：一种需要基因工程化改造，如通过基因修饰 T 细胞从而表达出嵌合抗原受体（CAR）或 T 细胞受体（TCR）的嵌合型抗原受体 T 细胞（CAR-T）和 T 细胞受体嵌合 T 细胞（TCR-T）疗法，以及在 NK 细胞膜表面表达 CAR 的 CAR-NK 疗法等；另外一种是从患者的外周血或者肿瘤原位分离筛选出免疫细胞。体外扩增活化后回输到患者体内进行抗肿瘤治疗，包括肿瘤浸润免疫细胞（TILs）疗法、细胞因子诱导的杀伤细胞（CIK）疗法、淋巴因子激活的杀伤细胞（LAK）疗法、自然杀伤细胞（NK）疗法等。随着抗原筛选技术和高通量测序技术的发展，以及肿瘤免疫学、生物信息学和化学生物学等多学科交叉融合，未来会有越来越多的治疗性细胞产品应用于临床抗肿瘤治疗。

（1）CAR-T 疗法。CAR-T 疗法作为一种"活性药物"清除肿瘤疗法，可以规避组织相容性复合体（MHC）的限制性，其利用患者自身的免疫细胞治疗对其他疗法产生抗性的恶性肿瘤。CAR 本质上是一种膜蛋白，是由不同蛋白功能结构域串联形成的重组受体，具有灵活性和特异性识别抗原的特点。

目前，正在尝试的双靶点 CAR-T 细胞疗法可以规避 CAR-T 脱靶问题，也可能具有更好的成药性。双靶点 CAR 可以独立识别目标抗原，同时识别 TAA 后能使 T 细胞完全活化。CD19/CD22 双靶点 CAR-T 是第一种双靶点 CAR-T，联合单抗的临床研究结果显示出令人鼓舞的抗肿瘤活性。

通用型 CAR-T 疗法也是目前重点研究的方向。研究者基于 CD19/CD22 双靶点 CAR-T 设计出的通用型 CAR-T 细胞产品，如 CTA101，为复发性/难治性急性淋巴细胞白血病患者提供了一种新的治疗方案。

（2）CAR-NK 疗法。人的外周血淋巴细胞中 5%～15% 是 NK 细胞，其是机体重要的免疫细胞。CAR-NK 疗法是基于基因工程改造 NK 细胞的过继细胞疗法。CAR-NK 通过 CAR 靶向肿瘤细胞后激活 NK 细胞释放穿孔素和颗粒酶等裂解肿瘤细胞，也可以发挥非依赖 CAR 的 NK 细胞功能。例如，通过 CD16 介导的 ADCC 清除肿瘤细胞等。CAR-NK 在血液肿瘤中具有很好的临床疗效，实体瘤的研究尚在进行中。CAR-NK 的制备细胞来源广泛，如外周血中分离 NK 细胞、NK 细胞系和脐带血 NK 细胞等。研究表明，CAR-NK 细胞疗法能规避 CAR-T 的许多缺点，如细胞因子释放综合征、与免疫效应细胞相关的神经毒性综合征、可及性差等。到目前为止，CAR-NK 尚处于临床前或者临床研究阶段，尚无产品批准上市。CAR-NK 疗法被认为是下一代基于 CAR 平台的最有希望的细胞疗法。

（3）TCR-T 疗法。TCR-T 通过将特异性识别肿瘤抗原的外源性 TCR 基因转导到 T 细胞中，可以发挥出 MHC 的抗肿瘤作用。基因工程设计的 TCR 由 α 链和 β 链组成，每个链均包含可变域、恒定域和跨膜结构域，可以通过非共价键的方式并结合 CD3 链表达在 T 细胞的细胞膜上，识别肿瘤细胞内的抗原，经过加工提呈后，形成 MHC- 抗原肽复合物，从而激活 T 细胞。

TCR-T 细胞疗法的关键是特异性识别靶细胞，因此选择合适的肿瘤特异性抗原是最为关键的步骤。目前，有 30 多项关于 TCR-T 的临床项目正在进行中。TCR-T 在治疗实体瘤方面显示出良好的效果，引起了越来越多人的研究兴趣。针对新抗原介导的 TCR-T 疗法也展示出良好的效果。

（4）TILs 疗法。TILs 是一群离开血管系统、定位于肿瘤间质或上皮内且能对 TAA 具有特异性反应的免疫细胞，能够分泌效应细胞的细胞因子，回输后能准确迁移到肿瘤部位，在抗肿瘤中发挥积极的作用。TILs 疗法主要利用肿瘤浸润 T 淋巴细胞，经过体外 IL2 刺激大量扩增后回输到患者体内发挥抗肿瘤作用。

TILs 疗法是一种适用于多种实体瘤的免疫疗法，目前针对各类实体肿瘤的 TILs 疗法的临床试验正在进行中，在结肠直肠癌、肺癌和乳腺癌等恶性肿瘤治疗中显示出巨大的潜力。

4. 溶瘤病毒疗法

溶瘤病毒（OVs）是自然界存在或基因工程改造的病毒，可选择性地在肿瘤细胞中复制，进而引起肿瘤细胞裂解，激活免疫系统。与病毒作为转基因传递载体的基因疗法不同，OVs 本身可以作为活性药物起作用。目前，临床试验的 OVs 大多是基因工程病毒，大部分属于 DNA 病毒，如疱疹病毒科和腺病毒科，小部分是 RNA 病毒。溶瘤病毒主要通过以下方式介导抗肿瘤活性：选择性地在肿瘤细胞内复制，导致肿瘤裂解；裂解释放的肿瘤相关抗原激活机体的免疫反应，从而清除肿瘤细胞；病毒感染也会使肿瘤细胞释放出细胞因子，进而清除转移性肿瘤。

目前，已批准上市的 OVs 包括第一代溶瘤病毒 H101 和第二代溶瘤病毒 T-VEC。H101 是基于腺病毒改造而成的，2005 年被批准上市，是目前中国首个治疗头颈部肿瘤的溶瘤病毒。2015 年，利用双突变单纯疱疹病毒 1 型（HSV-1）改造而来的 T-VEC 成为首个被 FDA 批准用于治疗黑色素瘤的溶瘤病毒。OVs 疗法已经发展到第三代，通过将病毒部分基因替换为抑癌基因，在提高 OVs 肿瘤靶向性的同时，可引起特异性免疫反应。基因修饰能够增强

OVs 溶瘤能力。未来可以结合肿瘤二代测序和新抗原表位预测等新的技术方法改造 OVs，提高其抗肿瘤疗效。

5.治疗性肿瘤疫苗

治疗性肿瘤疫苗疗法属于主动免疫疗法。与普通预防性疫苗不同的是，恶性肿瘤患者注射治疗性肿瘤疫苗会诱导或增强体内预存的靶向肿瘤抗原的体液免疫和细胞免疫，杀死肿瘤细胞的，形成长期免疫记忆，在一定程度上可以防止肿瘤复发。2010 年，FDA 批准了针对抵抗性前列腺癌的治疗性肿瘤疫苗 Provenge，这是首个树突状细胞疫苗。治疗性肿瘤疫苗包括多种类型，如肿瘤细胞疫苗、长肽疫苗、基因疫苗。

近年来，测序技术的快速发展为肿瘤新抗原疫苗和个性化肿瘤疫苗的发展提供了技术支撑，如全基因组测序和全外显子测序等技术促进肿瘤相关基因被识别、鉴定。目前，肿瘤疫苗疗法有几千项的临床试验，主要应用于黑色素瘤、乳腺癌和肺癌等恶性肿瘤的治疗。通过优化抗原靶点、添加免疫调节类佐剂、选择合适的疫苗形式及联合其他免疫疗法等手段提高抗肿瘤细胞免疫应答是未来肿瘤疫苗的发展方向。最近提出的个体化疫苗即根据患者本身的 HLA-A 类型及其预先存在的免疫记忆选择合适的肽疫苗，从而产生更快、更强的免疫应答反应，达到个体化治疗的目标。

五、肿瘤的介入治疗

肿瘤介入治疗是一项微创治疗技术，是指通过影像设备的监视及引导作用，借助导管及穿刺针等介入器械，经由身体的微小创口或自然孔道将药物或器械置入肿瘤部位。肿瘤介入治疗具有高效、安全、微创、靶向等优点，属于肿瘤疾病综合治疗方案的重要组成部分。

（一）肿瘤介入治疗方式

1.载药微球

经导管肝动脉化疗栓塞属于中晚期肝癌的重要诊治手段，其临床疗效已获得广泛认可。在传统的经导管肝动脉化疗栓塞方案中，通常选用超液态碘油与各种化疗药物的混合乳剂作为栓塞剂，以便在肿瘤内部发挥局部消除作用。但是，超液态碘油与各种化疗药物的混合乳剂不具备稳定性，在数小时或数天内将逐渐释放并进入全身血液循环，难以实现稳定的缓释作用。经导管肝动脉化疗栓塞的常见栓塞剂还包含三丙烯明胶微粒、PVA 微粒及明胶海绵颗粒，但是上述微粒仅具备机械栓塞肿瘤供血动脉的作用，不具备负载化疗药剂的作用。

2. 放疗栓塞

放疗栓塞属于近距离放疗技术，可用于治疗肝转移癌及肝癌，在治疗过程中需要经由动脉注射 90Y 微球。一般情况下，运用放疗栓塞方案进行治疗的患者均存在以下特征：由于肿瘤多发或体积过大而不适宜运用经导管肝动脉化疗栓塞方案进行治疗；叶段分支存在肿瘤侵犯情形；经索拉非尼或经导管肝动脉化疗栓塞方案治疗后发生病情迁移情形。现阶段，市场上存在两种商品化放射性微球，即玻璃微球 TheraSphere 和树脂微球 SIR-Spheres。90Y 的半衰期相对较短，仅为 2.66 d，同时能够放射比较纯粹的 β 射线，且穿透距离较短，穿透距离均数仅为 2.5 mm。经放疗栓塞处理后，患者不会出现严重的不良反应，患者的不良反应仅包含轻微的呕吐恶心、低热、腹部疼痛、肢体乏力等症状，持续时间均为数小时。经放疗栓塞处理后，患者的中度淋巴细胞计数将明显下降，但是这并不会增加感染情形的发生率，安全性较高。由非靶器官方式诱发的不良反应主要为肺炎、胃肠道溃疡、胆囊炎等症状。

3. 肿瘤消融

肿瘤消融包含物理消融和化学消融两种模式。物理消融包含微波消融、射频消融等多种模式。微波消融技术的发展速度相对较快，消融范围相对较广，而且消融效率较高，但存在消融范围不稳定的缺陷。射频消融是现阶段应用较为广泛的肿瘤消融方案，具备多种电极类型及治疗模式，依据是否外接电解板可将其划分为双电极与单电极两种类型，前者具有穿刺简便、无须负极板、可实现多针组合消融等优势，适用于消融直径超过 7 cm 的大肿瘤。射频消融在肺癌、肝癌、肾癌、骨转移瘤、肾上腺肿瘤、非小细胞肺癌等方面均获得了令人满意的临床疗效。在化学消融方案中，借助穿刺针直接将乙酸或无水乙醇注入肿瘤内，从而加速肿瘤的坏死进程，操作过程相对便捷，经济价值较高，疗效显著，但是消融的体积相对较小，仅适用于治疗小肝癌及少数因部位特殊难以进行物理消融处理的病例。

（二）肿瘤介入治疗技术的发展前景

在肿瘤介入治疗技术的研究过程中，应注重采用循证医学法进行多中心、大规模的 RCT 研究，以便检验不同的肿瘤诊治方案的临床疗效，同时应了解以微创治疗为中心的肿瘤综合治疗方案，如经导管肝动脉化疗栓塞方案与放化疗技术的联合、不同消融技术的联合、经导管肝动脉化疗栓塞方案与肿瘤消融技术的联合、分子靶向治疗药物与介入治疗的联合、放化疗技术与肿瘤消融技术的联合等。除此之外，应在肿瘤介入治疗技术中加入多种影像检查手段，以便提升介入治疗的精准度及安全性。

六、肿瘤的综合治疗

综合治疗也称为肿瘤多学科综合治疗或多手段治疗。其定义为根据病人的身心状况、肿瘤的病理类型、侵犯范围（病期）和发展趋向，结合细胞分子生物学的改变，有计划地、合理地应用现有的各种有效的治疗手段，以最适当的费用取得最好的治疗效果，同时最大限度地改善病人的生活质量。

综合治疗将病人的疾病和机体作为重要关注对象，理论上只要方法有效都可接受并尝试。

（一）综合治疗方案的判定指标、选择原则和安排

肿瘤的综合治疗不是将几种治疗手段简单地相加，而是将各种手段有机地结合起来，发挥各自的特长。综合治疗方案的选择有一定的判定指标和基本原则。综合治疗的目的不是通过降低各种手段的治疗强度来达到同样的效果，而是充分利用各种手段的不同机制来提高治疗疗效。

1. 判定指标

综合治疗方案的判定指标即此方案能否延长病人的无病生存期和总生存期，是否有少的近期和远期不良反应，能否提高病人的生存质量，是否符合成本效益的原则。

2. 基本原则

（1）分期决定治疗的原则。恶性肿瘤 TNM 分期在预后的估计上已证明有巨大的价值，同时直接影响肿瘤的治疗决策。因此，TNM 分类法是恶性肿瘤综合治疗方案设计的基础。TNM 的不同组合形成肿瘤的不同临床分期，同一恶性肿瘤的不同 TNM 分期，其综合治疗方案是不同的。例如，非小细胞肺癌 I、II 期以手术为主，III$_A$ 期以化疗 + 手术或放疗为主，III$_B$、IV 期以放化疗为主。

（2）个体化治疗的原则。所谓个体化治疗，是指根据病人的预期寿命、治疗耐受性、期望的生活质量和病人的愿望以及肿瘤的异质性来设计综合治疗方案。我国中医理论主张"辨证论治"及因人、因地、因时制宜，分别采用不同的治疗方法，这是个体化治疗的最好体现。同种类型恶性肿瘤的异质性会导致同一分期的病人治疗结果明显不同。每一例病人的情况不同，如功能状态、心理状况的不同，也会导致治疗效果的不同。伴随病（如冠心病、高血压、糖尿病）是影响肿瘤病人治疗耐受性的独立因素。有伴随病的病人难以耐受综合治

疗。年龄是影响综合治疗方案选择的另一因素，年龄超过 70 岁的病人在进行综合治疗时应慎重。

（3）生存率与生活质量兼顾的原则。在设计治疗恶性肿瘤的方案时，人们日益重视如何帮助病人提高生活质量。在根治性治疗的过程中，医师日益重视如何减轻病人精神与机体上受治疗方式的影响，要求原则上尽可能为病人保留器官。例如，如今很多肿瘤研究中心逐渐减少了乳腺癌根治术的手术次数，很多医院也逐渐寻求和使用更多可以同时根治乳腺癌和重建乳腺的医疗手段，为病人保留良好的外观；在对头颈部毁容的患者进行手术时，原本的治疗方式也逐渐转为放疗加小手术的综合治疗方式，尽可能减小手术的影响；在进行骨肉瘤治疗时，很多医疗机构向病人体内植入义骨来取代截肢手术，保留了病人的肢体功能。在进行姑息治疗时，充分权衡治疗方案对病人的影响和病人的得失越来越重要。有时对病人使用高剂量化疗或进行大面积照射反而对治疗有害而无利，导致病人肿瘤以更快的速度播散。当代医疗要求在综合治疗方案的选择方面，遵循兼顾病人的生存率和生活质量的原则，不仅要帮助病人延长生命，还要提高其生活质量。

（4）中西医结合的原则。中医强调对肿瘤病人实施整体治疗，其主要针对的不是肿瘤局部的治疗，而是着眼于从整体上帮助病人调整体质，恢复和提升机体功能和免疫能力等。现代的放化疗、生物治疗和外科手术等治疗方法虽然见效快，但治疗的过程中对病患机体的正常功能造成损坏，这一不足可以由中医弥补。在抗癌治疗方面，各医疗机构应对中西医疗法的优缺点有充分的认识，通过将两者有机结合来使各方优势得以充分发挥，尽可能减少甚至避免不良反应，以实现延长患者生存时间、提高患者生存质量的目的。

（5）重视成本效益的原则。在治疗肿瘤的经济花费上，综合治疗较单一手段的经济代价更大。如果有多种治疗效果基本相同的综合治疗方案可供选择，则应优先选择费用最低的方案。成本效益原则要求在考虑患者的经济利益的前提下尽可能节省卫生资源。肿瘤科医生在治疗方案的制订和选择上也需要考虑此原则。

3. 安排

（1）综合治疗方案安排要符合肿瘤的生物学规律。病人体内的肿瘤会趁其免疫功能衰弱时发展，而肿瘤的发展会对机体的免疫功能产生更强的抑制作用。肿瘤患者到了晚期，其机体通常会出现非常明显的免疫功能缺损。对于这种情况，仅凭扶正无法对肿瘤起到很好的控制效果，因此必须配合消除肿瘤的措施治疗。在肿瘤被切除后，术后恢复和帮助病人改善骨髓功能与提升免疫功能是重点工作，之后结合实际情况具体安排强化治疗。在术中，应尽可能保护和保全病人的肝肾功能、免疫功能以及骨髓功能；在术后，应重点安排病人机体免疫功能的恢复工作。

包括皮肤癌在内的一些肿瘤疾病有很小的概率会发生播散，还有一些肿瘤（如骨肉癌、小细胞肺癌以及睾丸肿瘤等）有较大的播散概率。因此，应在明确病人病期、了解肿瘤侵犯范围后，再选择适当的治疗手段。此外，还需分析患同一种疾病或病期相同的病人局部侵犯和播散状态，有些病人体内病灶虽表面上看较局限，但仍有很大的潜在播散可能。例如，在治疗处于妊娠期、哺乳期或者更年期的妇女的乳腺癌时，应先考虑对病人进行放疗或化疗，控制其全身及局部有播散可能的病灶，之后采取手术治疗，不可贸然先进行手术导致肿瘤进一步播散，再结合预防性照射和辅助化疗完成治疗。

对于一些体质虚弱或是上了年纪的病人，或者一些体内主要脏器（如肝肾等）的功能不全的病人来说，高剂量化疗、大面积放疗和手术都是他们难以承受的。因此，在增加一种治疗方法时，需要详细考量可能给病人带来的影响和得失。肿瘤科医生应尽可能全面地考虑到患者的实际身体状况和承受能力，积极采取适当的综合治疗措施，使患者的病情得到控制和减轻，从而达到事半功倍的效果。

（2）综合治疗方案安排要合理。制订合理、有计划的综合治疗方案很重要。这需要多学科的医生充分讨论协商。对于某些肿瘤，可采用局部治疗手段。例如，皮肤癌可通过局部治疗治愈，没有必要再加用其他治疗手段，扩大切除或预防照射都是不必要的。对于骨肉瘤、小细胞肺癌等来说，虽尽量扩大切除或照射，但都不能消除远处播散的可能，因此只有采取必要的全身治疗措施，才能达到根治的目的。

（二）综合治疗的模式

综合治疗根据治疗手段的不同组合，分为包括手术的综合治疗和非手术的综合治疗。

1. 包括手术的综合治疗

（1）术后辅助放化疗。对于比较局限的肿瘤，这是最为常用的一种模式。乳腺癌就是成功的例子，有淋巴结转移的病人应进行术后放疗（如锁骨上和内乳区）。自20世纪70年代开始的术后辅助性化疗的研究取得的成果已证实综合治疗模式的重要价值。正是由于综合治疗，Ⅱ、Ⅲ期乳腺癌的治愈率不仅提高了，术后病人的生活质量也有所改善。

（2）术前放化疗。对于局部肿块较大或已有区域性转移的病人来说，可先做化疗或放疗，以后再行手术。例如，对骨肉瘤的治疗可以先术前化疗，以后再手术，可使治愈率明显提高。在头颈部恶性肿瘤中，尤其是Ⅲ～Ⅳ期的病人，大部分需要综合治疗，应用最多的是放疗和手术的配合。目前，术前辅助放化疗已成为热门课题之一，在一定程度上代表了一种新的趋向。

但有不少报道指出，术前的辅助放化疗会增加手术的难度和围手术期的并发症，特别是在肺癌中，致死性的肺部并发症可达8%。通过化疗或放疗，不能手术的病人变为可以手术，比较突出的例子是小细胞肺癌，国内外众多的经验表明在放疗后手术能够提高治愈率。

2. 非手术的综合治疗

（1）放疗结合化疗。在众多综合治疗模式中，结合放化疗的治疗措施是如今应用较广的一种手段。目前有三种放化疗结合治疗的模式：同步放化疗、序贯放化疗以及交替放化疗。作为近年来的研究热点的同步放化疗，顾名思义，就是同时给予患者放疗和化疗，这样做的目的有三个：第一，化疗药物具有放射增敏作用，利用其增敏效果，可加大控制局部肿瘤的力度，同时通过化疗来杀灭发生远地转移的肿瘤细胞；第二，同时应用化疗与放疗两种治疗手段能够使治疗强度大大提高；第三，这种方法可以同时作用于局部病变部分与患者周身的远地转移灶，不会出现治疗延迟。但治疗过程中治疗时间的选择、化疗剂量和放疗剂量的把控等问题目前还没有非常好的明确方式，仍需继续深入研究。序贯放化疗能够避免两种治疗方法产生的毒性在患者体内相加。由于对病人进行放疗后会出现纤维化的副作用，从而引发血管闭塞，导致化学药物难以发挥作用，大多数学者、专家主张先为患者进行化疗，或者同时进行放化疗两种疗法。通常应对肿瘤表现相对晚期或者以远处转移倾向为主的患者先进行化疗，而肿瘤表现相对早期或者以局部浸润为主的患者适合先进行放疗。但如果发生了患者骨转移和颅内转移或者上腔静脉压迫综合征等较棘手的情况，应先进行放疗以尽快缓解病情。交替放化疗也叫作三明治疗法，其具体方式为化疗—放疗—化疗。这种治疗方式比同步放化疗的不良反应更轻，比序贯放化疗的疗效更好。

（2）生物治疗的应用。目前，除个别病例外，尚无资料证明单用生物疗法可以治愈晚期癌症，所以生物疗法多作为辅助应用，这一方面近年来已经有了一定成果。例如，日本应用香菇多糖配合化疗治疗晚期胃癌，美国应用干扰素配合化疗治疗淋巴瘤。

（3）基因治疗的应用。如今应用的基因治疗指将一种同时携带了细胞激活素、肿瘤抗体以及胸苷激酶三种基因的病毒植入人体，试图从多个方面同时加强人体免疫能力，从而达到抗肿瘤的效果。医疗领域非常重视基因治疗方法，并且已经取得了很大的发展，如今仍在不断深入。这种方法的治疗效果目前尚不明朗，且其在临床应用上还有很多待解决的问题，距离其达到理想的实用价值还有一定距离。

（4）中西医结合。我国的中医中药在调理和减少西医治疗上的不良反应方面具有不可代替的作用。活血化瘀中药可提高放疗疗效，扶正中药可提高细胞免疫功能，这些观点已被越来越多的肿瘤学家所接受。怎样将中西医结合起来，发挥两者的优势是有志于在肿瘤治疗方面有所作为的医生的努力方向。

第二章　现代医学对消化系统肿瘤的认识

第一节　消化系统的解剖与组织结构

一、食管

（一）形态与分布

食管是连接咽部和胃的、前后扁窄的长管状器官，是消化道中最狭窄的部分。男性食管全长 25～30 cm，女性为 23～28 cm。

食管的上端在环状软骨下缘起始于咽部，相当于第 6 颈椎下缘水平，于颈椎前方向下延伸经颈部、胸部的后纵隔，穿过膈肌的食管裂孔进入腹部，于第 11 胸椎水平与胃的贲门相交接。在静息状态下，食管腔呈闭合状态，食管颈部由于邻近结构的挤压而呈扁管状，进入胸内后，受胸内负压影响，管腔更圆，而食管腹段因为腹压影响再次变扁。食管管腔的直径自上而下，前后径逐渐增宽，即食管外形逐渐变圆；食管左右径（冠状径）各处不一，管腔直径范围为 1.6～2.5 cm。与消化道其他部位不同，食管没有系膜固定，除上、下两端相对固定以外，大部分位于后纵隔疏松结缔组织包围之中，并可以做纵向和横向运动。此外，食管周围也没有明显的大血管，神经或纤维条索将其固定在胸腔内。

食管与周围很多器官关系密切，在颈部和上胸部，与气管和支气管紧密相伴，中、下段食管与主动脉及肺门关系密切。食管内腔有 3 个天然狭窄部分：第 1 个狭窄是在上端入口处，即位于咽与食管交接部，距切牙约 15 cm；第 2 个狭窄位于主动脉弓与左支气管分叉水平（相当于第 4～5 胸椎间平面），距切牙约 25 cm；第 3 个狭窄位于食管通过膈的食管裂孔处，距切牙约 40 cm。

（二）血液供应

食管血液供应的特点是呈节段性，自上而下由下列各动脉供应：甲状腺下动脉分支、主动脉发出的食管支、膈下动脉及胃左动脉分支。

1.动脉

食管上部的血管为甲状腺下动脉的分支，该血管的口径很小，因此食管上段的血液供应比其他段较差。在主动脉弓下的一段食管由于有左右支气管动脉、主动脉弓及胸主动脉分支供应血液，这一段食管的血液供应丰富。食管下段的血管为膈下动脉及胃左动脉分支。上述诸动脉分支在食管壁内相互吻合，故较长一段食管的游离一般不会造成血液供应不足。但食管胸部上段的甲状腺下动脉分支细小，应予以注意。

2.静脉

与动脉伴行，食管颈部及胸部上段静脉注入甲状腺下静脉；在胸部中、下段回流到奇静脉和半奇静脉；食管腹部静脉回流到胃冠状静脉。

（三）淋巴分布

食管颈部的淋巴注入气管旁淋巴结和颈外侧下深淋巴结；胸部的淋巴除注入纵隔后淋巴结外，胸上半部的淋巴注入气管旁淋巴结和气管支气管淋巴结，胸下半部的淋巴注入胃左淋巴结；食管腹部淋巴注入胃左淋巴结。食管的部分淋巴管不经淋巴结直接入胸导管。

（四）食管的神经支配

食管的运动受迷走神经和交感神经的双重支配。迷走神经为第 10 对脑神经，在颈部位于颈动脉鞘内，下行至颈根部，左侧迷走神经在左锁骨下动脉和左颈总动脉之间，越过主动脉弓，经肺门后方走行到食管壁前面，逐渐分为若干细支，形成左肺丛和食管前丛，在食管下段重新汇集成食管前干；右侧迷走神经下行经右锁骨下动脉前方沿食管右侧走行，经右肺门后方到达食管后方，形成右肺丛和食管后丛后，在食管下段延续为迷走神经后干。左右两侧迷走神经分别在食管的前后形成食管前丛和食管后丛，控制食管的蠕动、括约肌舒张和腺体分泌。左右肺丛与咳嗽反射相关，这也是食管手术后咳嗽反射减弱、容易发生肺部感染的解剖学基础之一。两侧迷走神经下行途中发出左右喉返神经，分别绕主动脉弓和右侧锁骨下动脉在气管食管沟内上行至喉，支配环咽肌、上段食管括约肌。当损伤喉返神经时，患者可因环咽肌运动障碍和声带运动障碍而出现声音嘶哑、吞咽时呛咳的现象，双层喉返神经损伤可导致严重的呼吸困难。交感神经的作用则是与迷走神经拮抗，收缩括约肌，抑制蠕动和减少腺体分泌。

二、胃

（一）形态与分布

1. 主要特点

在人体的各种消化器官中，胃是最膨大的部分。胃部器官为袋状，位于人体腹腔的左上方，大部分在左季肋部。胃部器官具有斜位的长轴，从左后上方向右前下方倾斜。胃部的前后各有一处胃壁，上下两端分别有入口和出口，左右两侧有凸凹两个缘。胃部近端膨大的部分连接腹段食管，形成贲门，即胃部的入口。贲门的位置比较固定，它位于距离第 10 胸椎水平的中线左侧 2.5 cm 处，与膈下相距 3.0 cm，一般在人体左侧的第 7 肋骨软骨的后面。尾部的远端连接十二指肠近段，愈见缩窄，形成幽门，即胃部的出口，其位置处于第 1 腰椎水平距离中线右侧 1.0 cm 处。胃的前壁朝向前上方，后壁朝向后下方，前后壁向上互相移行，形成一条较短的凹缘，称胃小弯，长约 12 cm，为肝左叶所覆盖，与十二指肠上缘共同由小网膜连于肝门，因此比较固定。前后壁向下相互移行，形成较长的凸缘，称胃大弯，其长度为小弯的 3～4 倍，紧贴横结肠上缘，与大网膜连接，活动范围较大。

2. 胃的分区

按传统方法划分，胃分为以下几部分：贲门附近的区域称贲门部；自贲门至胃大弯画一条水平线，以上的部分为胃底部，在贲门部和胃底部发生癌瘤时常常向食管方向浸润，手术切除长度要充足；自角切迹向与其对应的胃大弯画一条线，该线向左至贲门水平线之间的部分为胃体部；该线向右至幽门之间的部分为幽门部，幽门部大弯侧常有一浅沟（中间沟），将幽门部又分为左侧的幽门窦和右侧的幽门管，此管长 2～3 cm，向右相接为幽门，故幽门管部在发生癌瘤时要特别注意向十二指肠侧发展浸润，切除范围要充分。上述胃的各部分划分，除了幽门处平滑肌增厚外，其他的区分标记都较模糊，胃小弯在距幽门 2.5～5 cm 处有一凹入刻痕，称胃角切迹或胃角，将胃小弯分为垂直部（胃体）和水平部（胃窦），它们是胃镜检查时的一个重要标记。在临床上检查诊断时，小弯垂直部发生癌变时常常发生漏诊。

3. 胃的形态、体积和位置变异

胃的形态、体积和位置的变异很大，这主要受性别、年龄、体质、体型、体位、胃壁张力的膨胀度以及邻接脏器对胃的压迫等因素的影响。胃通常有以下四种类型。

（1）高度张力胃。多是短粗矮胖的体型，其胃的位置较高，常悬于季肋缘之下，横置于上腹部，呈"牛角"形，胃腔上部特别宽大，越近幽门端越窄，且偏向右侧，角切迹不易看到。

（2）正常张力胃。多为强壮体质，即外形正常人。其胃的紧张度适当，整个胃腔的宽度相差不大，呈 T 形垂直状，胃下界的最低位置在髂嵴连线以上，十二指肠球部位于脐水平线以上的右侧。

（3）弱力型胃。多是瘦长体质，即弱力体型。其胃多呈钩形，胃底端较窄，角切迹与胃大弯相应的径线变长；此处胃腔特别宽大，幽门部逐步向左移位。

（4）无力型胃。多是更为瘦弱者，即无力型体质。其胃更向脐下松垂（胃下垂），降入盆腔，其上部几乎全部陷缩，下部则膨胀成囊状。此种胃往往悬于脐部左侧。

4. 胃的形状与体位

体位的变化会引起胃部的形状发生改变。人体在呈卧位时，胃部会出现略微上移，胃内容物向胃底部流去，人体之前处于立位时在胃底积存的气体同时会向胃底的前部移动，角切迹这时上升至脐上。当胃部在人体中处于立位时，胃大弯的远端就处于这时的最低处，可达第 4 腰椎水平。此时幽门处于第 3 腰椎水平处，较前者位置稍高，大多处于中线的右侧位置，此时角切迹下垂，位置在脐下。胃部在空腹时会储存一种叫作黏液糊的分泌液。

5. 胃的三等份划分

《中国常见恶性肿瘤诊治规范》中将胃大小弯各分为三等份，连接其各对应点，将胃分为上、中、下三部。上部为胃底贲门（C），中部为胃体（M），下部为胃窦（A）。原发病灶所在部位可分别用 C、M、A 表示。例如，病灶跨越两个部位，则以原发病灶主要所在部位为前、次要部位为后表示，如 MA 或 MAC，表示原发病灶主要在胃体，并已累及胃窦部或累及胃窦和胃底部。将胃的横断面分为小弯、前壁、大弯、后壁及全周。例如，位于胃体小弯侧累及胃窦及胃体后壁的胃癌可表示为 MA。

6.胃的毗邻关系

胃上部与左膈穹窿接触，胃底的左背侧与脾接触，胃后壁隔网膜囊与左肾上腺、左肾、胰腺及横结肠系膜相邻接，胃前壁与肝左叶及肝方叶接触。当胃空虚时，可能被这些脏器全部掩盖；当胃充盈时，胃前壁很大一部分与膈相接触。此外，在肝前缘与左侧肋弓之间，胃体前壁的一部分与前腹壁直接接触，这部分胃壁一般称作胃区。当胃癌向壁外侵犯时，以上这些与胃各部相邻接的部位和脏器常常与之发生假性粘连或实质性的愈合，在手术前做检查时，应予以注意。

（二）血管分布

1.胃的动脉

胃动脉起源于腹腔动脉，由此分出胃左动脉、肝总动脉及脾动脉。胃左动脉行至贲门处向上分出食管升支，与食管动脉吻合，向下分出前后两个胃降支，沿小弯的前后侧向下、向右走行，其末端与胃右动脉吻合；肝总动脉分出肝固有动脉与胃十二指肠动脉，前者又分出胃右动脉，行至胃小弯后，也分前、后两支，其末端与胃左动脉吻合，形成胃小弯动脉弓；由脾动脉分出胃短动脉与胃网膜左动脉，前者经胃脾韧带至胃大弯，主要分布于胃底外侧区，后者沿大弯右行，末端与胃网膜右动脉吻合。胃十二指肠动脉下行分出胃网膜右动脉，与胃网膜左动脉吻合，形成胃大弯动脉弓。由胃大、小弯两个动脉弓发出许多小分支至胃前后壁内互相吻合，形成十分丰富的动脉网。以上各动脉构成胃边缘动脉。

虽然大弯侧有胃网膜左、右动脉的吻合，但在少数情况下，它们之间的吻合并不充分，甚至没有吻合。另外，由于胃底的外侧区有胃短动脉，内侧区有食管升支和胃左动脉的分支，胃底部中间区的血液供应相对较差。在做胃切除和重建手术时，应对此有所考虑。

以上各动脉的分支至胃壁，穿过肌层，在黏膜下形成广泛的毛细血管网并互相吻合，构成黏膜下血管丛。这样，胃壁各部分之间除胃外血管动脉弓形成吻合外，还通过黏膜下丛构成了更广泛的网状吻合。因此，在行部分胃切除术时，虽结扎了有关壁外血管，但在切断胃壁时仍然会有出血。同样，由于胃疾病而致胃出血时，只结扎胃外有关部分血管仍难以止血。当行远端大部胃切除术时，结扎胃左动脉，只保留胃短动脉和上部其他动脉分支仍可维持残胃的血液供应。一般来说，胃体部血管最密集，胃底及幽门部血管较稀疏，通常前密后疏。从小弯侧供给胃壁血液占2/3左右，从大弯侧供给血液占1/3左右。交界部位的血管少，在此部位切开胃壁时，出血少，但在做吻合术时，血液供应差。

2. 胃的静脉

胃壁内静脉和动脉一样形成了广泛的吻合。在黏膜表面毛细血管后小静脉收纳许多细支，汇合成星状静脉，分布于胃黏膜上皮的下方，该静脉经固有膜的腺体至黏膜下层，形成二次静脉丛，最后汇集成小静脉和动脉伴行，穿出胃壁构成许多胃静脉。在胃大、小弯处，分别汇入胃左静脉（胃冠状静脉）、胃右静脉、胃网膜左静脉、胃网膜右静脉、胃短静脉和胃后静脉。这些静脉均与各动脉伴行，最终从不同部位分别汇入肝门静脉系统。肝门静脉是一条短而粗的静脉干，长 6～8 cm，口径 1.4～1.8 cm，在肝十二指肠韧带内，位于肝固有动脉和胆总管的后方。肝门静脉位于胰头与下腔静脉之间，由肠系膜上静脉和脾静脉汇合而成（占 76% 左右），也有少数（占 24% 左右）由肠系膜下静脉参加组成肝门静脉。胃的静脉血主要经肝门静脉入肝回流。个别的静脉，如胃左静脉的食管支和胃黏膜下静脉丛，可经食管静脉丛入奇静脉，与上腔静脉沟通。

（三）胃的淋巴引流

从临床角度看，淋巴引流对胃癌的转移非常重要。毛细淋巴管细密地分布在壁的各层。在黏膜层的腺体之间的淋巴管以圆锥盲端为起始点，互相连接起来，先是形成了黏膜内毛细淋巴管网，后来逐渐形成淋巴集合管，随血液循环等进入肌层、黏膜下、浆膜下，之后又合并了浆膜毛细胞淋巴管网的淋巴，形成了胃的淋巴集合管，分别向胃的大、小弯方向走行并穿过浆膜，离开胃壁，引流到邻近的区域淋巴结。

胃壁各层的毛细淋巴管网以黏膜下层最为丰富。因此，黏膜内的局限性肿瘤可以通过黏膜下毛细淋巴管网播散到胃的各部。另外，胃黏膜下毛细淋巴管网还可以通过贲门与这段食管的黏膜下毛细淋巴管网形成吻合，故胃黏膜内的肿瘤可以侵犯食管。幽门端则不然，十二指肠缺乏黏膜下丛，向十二指肠播散的可能性较小。但在胃和十二指肠的浆膜下，毛细淋巴管网有较广泛的吻合。这一特点为行胃癌根治术时切除食管下端和十二指肠近端奠定了解剖学基础。

胃浆膜下汇合成较大的淋巴集合管后，沿胃大、小弯到达胃周相应的区域淋巴结，之后与腹腔动脉分支伴行汇入腹腔淋巴结。这些淋巴结的输出管参与组成肠干，最后注入乳糜池。胃的壁外淋巴管在整个行程中必须经过 3～4 个淋巴结，淋巴结在胃周均有其相对固定的位置，而且对胃壁各部分有相应的引流区。

（四）胃的神经支配

胃由交感神经和副交感神经支配。交感神经来自脊髓第 6 ～ 9 胸节，经内脏大神经至腹腔神经节，最终分支到胃壁，其作用是抑制胃的分泌和蠕动，增强幽门括约肌张力。副交感神经纤维来自左、右迷走神经，作用是促进胃的运动，增加胃液分泌。迷走神经前、后干在下行过程中发出分支至胃前、后壁，且在胃角切迹附近以"鸦爪"形分支分布于幽门窦和幽门管的后壁，负责调节幽门的排空功能。

三、肝

（一）形态与分布

肝脏是人体最大的实质性消化器官，位于腹部的右季肋区，大部分被肋弓所遮盖，依靠肝周韧带固定于腹腔的右上部和膈肌的下方，在生理性呼吸时，膈肌的上下移动可使肝脏移动 2 ～ 3 cm。肝脏是一个血供丰富的实质性器官，生理性肝脏呈棕红色，质软、有弹性而组织脆弱，外观呈楔形生长，肝右缘圆钝而厚，左缘逐渐收窄而组织菲薄。由于肝脏位置相对固定而组织软脆，是人体最容易因外力而挫裂的器官，膨胀性生长的肝癌引起肝包膜紧张而产生胀痛不适感，少部分肿瘤突破肝包膜可能导致肝癌破裂，引起腹腔内出血。

肝脏一般重 1 200 ～ 1 600 g，成人肝脏重量约为身体重量的 2%，从肝重和体积来衡量，男性略高于女性。肝脏左右径（长）约 25 cm，前后径（宽）约 15 cm，上下径（厚）约 6 cm。

（二）肝脏的韧带和周围间隙

1.肝脏的韧带

肝脏借助与周围器官间的韧带形成直接连接以固定肝脏，8 条肝周韧带分别位于膈面和脏面。

膈面：左、右冠状韧带由膈肌的壁腹膜延伸为肝膈面的腹膜，由冠状位的前后两层纤维结构组成，两层间无腹膜覆盖的区域称为肝裸区。冠状韧带的左、右两端处前后两层互相叠合形成左、右三角韧带。肝镰状韧带是由纵向分布的两层腹膜皱襞形成，起于脐以上的腹前壁正中线，止于肝的膈面，对肝脏起固定作用。

脏面：肝十二指肠韧带位于肝脏面的横沟与十二指肠球部之间，其根部为第一肝门，出入肝门的结构有肝动脉、门静脉、胆总管、淋巴管道系统及肝神经丛，被纤维结缔组织及双层腹膜包裹形成肝蒂。在肝切除时，最常使用的血流阻断方式为第一肝门阻断（也称为 Pringle 阻断法），是指阻断肝十二指肠韧带的血流。

肝胃韧带是介于肝和胃之间的菲薄的双层腹膜结构。镰状韧带的游离缘内含自脐至肝门的脐静脉索，称为肝圆韧带。

2. 肝周间隙

肝周共包括 6 个间隙，分别是右肝上间隙、右肝下间隙、左肝上前间隙、左肝上后间隙、左肝下前间隙和左肝下后间隙。其中，当右肝下间隙是仰卧时，腹膜腔在骨盆以上的最低部分，其底为右肾，该间隙也称肝肾隐窝。左肝下间隙被小网膜分为左肝下前间隙和左肝下后间隙，其中左肝下后间隙即小网膜囊，网膜孔是其唯一对外通道，该间隙为最危险间隙。

（三）肝脏的管道系统

1. Glisson 系统

1654 年，英国的解剖生理学家和病理学家 Glisson 首次描述了肝脏的血供，并指出肝内并行的门静脉、肝动脉、肝内胆管的各级分支被疏松纤维结缔组织所包绕而构成鞘状结构，形成了如海绵状柔软的肝脏的"骨骼"支持，后来以 Glisson 系统或鞘命名。Glisson 系统是现代肝脏分叶、分段的解剖学基础。

肝脏有独特的双重血液供应，肝固有动脉供血占全肝供血量的 20%～40%，其供血的氧含量较高，门静脉将胃、肠、胰、脾吸收的营养物质输送到肝脏，供血量占肝脏血供的 60%～80%。

（1）肝动脉系统。肝总动脉在十二指肠球部后方分出胃十二指肠动脉后，在小网膜游离缘延续为肝固有动脉。肝固有动脉在肝十二指肠韧带内行走于胆管的左侧和门静脉的左前方，在肝门处呈 Y 形，分为左肝动脉和右肝动脉。左肝动脉在肝门左侧发出尾叶动脉，再分出内侧叶动脉和外侧叶动脉。右肝动脉常常在胆囊三角处发出胆囊动脉，在肝门右侧发出尾叶动脉后，再分出前叶动脉和后叶动脉。肝固有动脉存在一定的个体解剖变异，如发出肝中动脉或肝左副动脉等。

（2）门静脉系统。门静脉在胰颈后方由肠系膜上静脉和脾静脉汇合而成，在第一肝门呈 T 形，分为左、右两支。其中，门脉左支分为左外侧支和左内侧支，左外侧支供应左外侧叶上段和下段，左内侧支分别至左内侧叶的上部和下部。门静脉右支发出的分支有右前支和右后支：右前支自右支前上缘发出，分为两支，分布于右前叶上部和下部；右后支分为后上、后下两支，分别供应右后叶上段和下段。

（3）胆道系统。肝脏内外的各级胆管是胆汁排泄汇集后流入小肠的导管系统。肝细胞分泌的胆汁经胆小管流入叶间胆管，经多次汇集每半肝形成一条肝管，即左、右肝管，出肝后汇集成肝总管。

2.肝静脉系统

肝静脉起源于肝小叶内的中央静脉，收集乏氧的肝脏回流血液最后注入下腔静脉，肝静脉管壁薄无弹性，且无血管瓣，主要包括肝左、中、右静脉及其属支，还有一些肝短静脉。

肝左静脉：收集左外侧叶静脉血，单独或与肝中静脉汇合后在左侧壁注入下腔静脉，其轨迹在肝表面被设定为左叶间裂。

肝中静脉：主干收集左内侧叶和右前叶的静脉血，汇入下腔静脉的左前壁，其轨迹在肝表面被设定为肝正中裂。

肝右静脉：主干收集右后叶上、下段的静脉血，汇入下腔静脉右侧，其轨迹在肝表面被设定为右叶间裂。

肝短静脉：主要收集右后叶脏面和尾状叶的一些小静脉属支，在肝后面汇入下腔静脉，解剖学上将此区域称第三肝门。

（四）肝脏的区域划分

1. 1960 年以来国内统一划分方法

将肝分为左、右两个半肝，5 个肝叶，即左外、左内、右前、右后及尾状叶。这是 1960 年以来国内统一规定的按肝形态学分区法，一直沿用至今。肝脏有 3 个主裂（肝中裂、左叶间裂、右叶间裂）、2 个段间裂（左段间裂、右段间裂）和 1 个背裂。

（1）肝中裂。在膈面的投影为胆囊切迹中点至肝上下腔静脉的左侧壁的连线，一般称此连线为肝中线。在此线的左、右两侧将肝脏分为左半肝及右半肝，在此裂内有肝中静脉走行。

（2）左叶间裂。位于肝的左侧，通过此裂将左半肝分为左内及左外两叶。此裂的肝的脏面相当于矢状窝的走行，在肝的膈面相当于镰状韧带的附着线，与肝中裂的走行相平行，裂内有肝左静脉的分支——左叶间静脉走行。

（3）右叶间裂。位于肝中裂的右侧，其下端起自肝脏的右下角与肝正中裂连线的右中 1/3 交界处，向上走行，与肝的右缘平行，然后在上方弯向左侧，到达肝右静脉汇入下腔静脉处。此裂将右半肝分为右前叶与右后叶，裂内有肝右静脉走行。

（4）左段间裂。左段间裂起于肝左静脉与下腔静脉汇合处，向外走行，经肝左缘后中 1/3 处转向肝脏脏面，止于脐静脉窝上 1/3 处。此裂将左外叶分为上、下两段。

（5）右段间裂。右段间裂位于肝的脏面，在肝横沟的右侧端，止于肝右缘的中点。此裂将肝的右后叶分为上、下两段。

（6）背裂。背裂位于肝后上缘的中部、尾状叶的前方。此裂将肝脏划分出尾状叶。

2.Couinaud 分段法

国际上目前最具实用价值的肝脏区域划分法是 1954 年的 Couinaud 分段法。如今，我国也开始提倡尝试使用这种方法来区分肝脏的各部分。Couinaud 肝脏分段法是依据功能将肝脏分为 8 个独立的段，每段有自己的流入血管、流出血管以及胆管系统。在每一段的中心有门静脉、肝动脉及胆管分支，每一段的外围有通过肝静脉的流出血管。

四、胆

（一）胆囊

胆囊为呈梨形的囊状器官，长 10 ~ 15 cm，宽 3 ~ 5 cm，可储存和浓缩胆汁。它借疏松结缔组织附着于肝脏面的胆囊窝内，其下面覆以腹膜，故可与肝随呼吸上下移动，特别是在胆囊病态增大时，这种现象在查体时容易发现。在正常情况下，通过疏松结缔组织容易将胆囊自肝剥下，但在有炎症时，粘连较重，常不易分开。在疏松结缔组织中，常有小血管通过，在胆囊切除时，应予以止血。此外，偶有小的副肝管由肝直通胆囊，在胆囊切除时，应妥善处理，否则术后将形成胆汁瘘。有时胆囊为腹膜内位，有系膜，移动性强，特别是在活体上，可随体位的变化而有较大幅度的移动。

胆囊上方为肝，下后方为十二指肠及横结肠，左为幽门，右为结肠右曲，前为腹前壁。胆囊分底、体、颈、管四部。底稍突出于肝下缘，其体表投影相当于右锁骨中线或右腹直肌外缘与右肋弓的交点处。体部位于底与颈之间，伸缩性较强。颈部弯曲且细，位置较深，其起始部膨大，形成 Hartmann 囊，胆囊结石多停留于此囊中。

胆囊变异不多见，偶有双胆囊、纵隔胆囊、二裂胆囊、憩室胆囊、肝内胆囊和系膜胆囊等。

（二）胆囊管

胆囊管长 2.5～4 cm，一端连于胆囊颈，另一端呈锐角与肝总管汇合为胆总管。胆囊管近胆囊的一端有螺旋状黏膜皱襞，称 Heister 瓣，近胆总管的一端则内壁光滑。由于有 Heister 瓣的存在，胆囊管不致过度膨大或缩小，有利于胆汁的进入与排出；当胆道炎症而致此瓣出现水肿或有结石嵌顿时，常可导致胆囊积液。

（三）胆囊的血管

1. 胆囊动脉

胆囊动脉常于胆囊三角（Calot 三角）内起自肝右动脉。该三角由胆囊管、肝总管和肝脏下缘组成。胆囊动脉常有变异，如起自肝固有动脉或其左支、胃十二指肠动脉或具有双胆囊动脉等。变异的动脉常行经肝总管或胆总管的前方，在做胆囊或胆总管手术时，应予以注意。

2. 胆囊静脉

胆囊静脉比较分散，胆囊与肝之间有数条小静脉相通。胆囊下面的小静脉汇成 1～2 条静脉经胆囊颈部汇入肝内肝门静脉分支。有的胆囊静脉注入肝门静脉主干或肝门静脉右支，也有的形成一条较大的静脉与胆总管平行，汇入肠系膜上静脉。在做胆总管手术时，应注意此静脉。

（四）胆囊神经

胆囊神经主要由腹腔神经丛的肝丛支配，一般认为副交感神经可使胆囊收缩、Oddi 括约肌舒张，将胆汁排入十二指肠。而交感神经的作用相反。此外，还有来自右膈神经的纤维，故胆囊炎患者常可出现肩部放射性疼痛。

（五）胆总管

1. 形态与分布

胆总管的长度取决于胆囊管汇入肝总管部位的高低，一般长为 7～8 cm，直径为 0.6～0.8 cm。当其直径超过 1 cm 时，可视为病理状态（胆总管下端梗阻等）。由于胆总管壁具有大量弹性纤维组织，结石或蛔虫在梗阻时可扩张到相当粗的程度（有时可达肠管粗细）而不破裂，仅在胆结石压迫引起管壁坏死时才能穿孔。

2. 胆总管各段及其毗邻关系

（1）十二指肠上段（第 1 段）。在肝十二指肠韧带内，自胆总管起始部至十二指肠上部为止。此段沿肝十二指肠韧带右缘走行，胆总管切开探查引流术即在此段进行。

（2）十二指肠后段（第2段）。位于十二指肠上部的后面，向下内方行于下腔静脉的前方、肝门静脉的右方。在手术时，常将示指插入网膜孔内，拇指放在十二指肠之前，以检查此段内有无结石存在。

（3）胰腺段（第3段）。弯向下外方，此段上部多由胰头后方经过，下部多被一薄层胰组织覆盖，位于胆总管沟中。当发生胰头癌或慢性胰腺炎时，此段胆总管常受累而出现梗阻性黄疸。

（4）十二指肠壁段（第4段）。斜穿十二指肠降部的后内侧壁，与胰管汇合后略呈膨大，形成肝胰壶腹，又称Vater壶腹。壶腹周围有括约肌并向肠腔突出，使十二指肠黏膜隆起，形成十二指肠大乳头。肝胰壶腹借乳头小孔开口于十二指肠腔。此处的括约肌由三部分组成：①胆总管括约肌，为一环肌，位于胆总管末端，是胆总管最强的肌纤维，它通过收缩可关闭胆总管下端；②胰管括约肌，位于胰管末端，常不完全，有时缺如；③肝胰壶腹括约肌，由十二指肠的环形肌纤维组成。以上三部分括约肌统称Oddi括约肌。

（5）胆总管与胰管汇合。据统计，胆总管和胰管两者汇合后进入十二指肠者占81%以上，其余少数未与胰管汇合而单独开口于十二指肠腔。肝胰壶腹的开口部位绝大多数在十二指肠降部中、下1/3交界处附近的后内侧壁，且在该处一条十二指肠纵壁的上端。依此标志，可在逆行性胰胆管造影术及壶腹切开成形术时，寻找乳头。

五、小肠

小肠是消化管中最长的一段，盘曲于腹腔内，上续于幽门，下接盲肠，是食物消化与吸收的主要场所。成人小肠长为5～7 m，分为十二指肠、空肠和回肠三部分。

（一）形态特点

1.十二指肠

十二指肠介于胃与空肠之间，因相当于十二个手指并列横向的长度而得名，全长约25 cm。十二指肠是小肠中长度最短、管径最大、位置最深、最为固定的部分。其大部分位于腹腔上部深处，紧贴腹后壁，除其始、末两端被腹膜包裹，成为腹膜内位器官，较为活动之外，其余大部分均被腹膜覆盖而固定于腹后壁，为腹膜外位器官。因为它既接受胃液，又接受胰液和胆汁，所以十二指肠的消化功能十分重要。十二指肠的形状呈C形，包绕胰头，可分为上部、降部、水平部和升部四部分。

（1）上部。上部长约 5 cm，位于第 12 胸椎与第 1 腰椎交界处，起自胃的幽门，行向右后下方，急转向下延为降部，其转折处为十二指肠上曲。十二指肠上部近幽门约 2.5 cm 的一段肠管，管壁较薄，黏膜面较光滑，缺少环状皱襞，此段称十二指肠球，是十二指肠溃疡的好发部位。

（2）降部。降部长 7～8 cm，在第 1～3 腰椎的右侧下行，至第 3 腰椎下缘水平，转折向左移行为水平部，转折处为十二指肠下曲。十二指肠降部的后内侧壁有胆总管贴附其外面下行，致使该处黏膜呈略凸向肠腔的纵向隆起，称为十二指肠纵壁，其下端有一乳头状隆起，称为十二指肠大乳头。在大乳头的稍上方，有时还有一个十二指肠小乳头，是副胰管的开口处。

（3）水平部。水平部又称为下部，长约 10 cm，自十二指肠下曲起始，向左横过第 3 腰椎的前方，至左侧移行为升部，有肠系膜上动、静脉紧贴于此部前面下行。

（4）升部。升部长 2～3 cm，自第 3 腰椎左侧向上，到达第 2 腰椎的左侧急转向前下方，形成十二指肠空肠曲，移行为空肠。

十二指肠空肠曲的上后壁被一束由肌纤维和结缔组织构成的十二指肠悬肌固定于右膈脚上。十二指肠悬肌和包绕其下段表面的腹膜皱襞共同构成十二指肠悬韧带，又称 Treitz 韧带。在腹部外科手术中，Treitz 韧带是确定空肠起始的重要标志。

2. 空肠和回肠

空肠和回肠盘曲于腹腔中下部，具有较长的系膜，连于腹后壁，活动度大。空肠上端起自十二指肠空肠曲，回肠末端与盲肠相接。空肠和回肠之间并无明显的分界，一般而言，上 2/5 为空肠，占据腹腔的左上部；下 3/5 为回肠，位于腹腔的右下部，部分位于盆腔内。

空肠和回肠的黏膜形成许多环状皱襞，襞上有大量的小肠绒毛，从而极大地增加了小肠的吸收面积。环状皱襞在空肠上部最密集，向下逐步减少，至回肠下部则几乎消失。在黏膜层内含有淋巴滤泡，其可分为孤立淋巴滤泡和集合淋巴滤泡两类，前者分散于空肠和回肠的黏膜内，后者则多见于回肠的下部，有 20～30 个，呈梭形，其长轴与小肠长轴一致，常位于回肠对系膜缘肠壁黏膜内。肠伤寒的病变发生于集合淋巴滤泡，可并发肠穿孔或肠出血。

空肠和回肠虽然无明显的分界，但在外观上仍有区别。空肠的管径较大，管壁厚，血管较丰富，颜色较红，环状皱襞高而密，黏膜内仅有散在的孤立淋巴滤泡；回肠的管径较小，管壁较薄，血管较少，颜色较浅，环状皱襞低而稀疏，除有孤立淋巴滤泡外，还有集合淋巴滤泡。约有 2% 的个体在距回肠末端 0.3～1 m 的肠壁上，可见一囊袋状突出的回肠憩室，又称 Meckel 憩室，此为胚胎时期卵黄蒂未消失而形成的。此憩室可发炎或合并溃疡穿孔，因其位置靠近阑尾，故症状与阑尾炎相似。

（二）血管分布

1. 十二指肠

（1）动脉。十二指肠动脉供应来自胃十二指肠动脉（肝动脉分支）发出的胰十二指肠上前、后动脉和由肠系膜上动脉分出的胰十二指肠下动脉。胰十二指肠上前、后动脉分别沿胰头前、后方靠近十二指肠下行。胰十二指肠下动脉分为前、后两支，分别上行与相应的胰十二指肠上前、后动脉吻合，形成前、后动脉弓，从弓上分支营养十二指肠与胰头。此外，十二指肠上部还有胃十二指肠动脉分出的十二指肠上动脉、十二指肠后动脉以及胃网膜右动脉的上行返支和胃右动脉的小支供应。

（2）静脉。十二指肠静脉多与相应动脉伴行，除胰十二指肠上后静脉直接汇入肝门静脉外，其余都汇入肠系膜上静脉。

2. 空肠和回肠

（1）动脉。空肠和回肠动脉供应来自肠系膜上动脉，向右分出胰十二指肠下动脉、中结肠动脉、右结肠动脉和回结肠动脉，向左分出 12～18 支空肠、回肠动脉；各支相互吻合形成动脉弓，最后分出直支到达肠壁。近端小肠的动脉仅有初级动脉弓，直支较长，故系膜血管稠密，肠系膜的脂肪也较少。远端则可有二级和三级动脉弓，因而分出的直支较短，且肠系膜脂肪较多。这也有助于从外观上判断空肠和回肠。

（2）静脉。空肠和回肠的静脉与动脉伴行，最后集合成肠系膜上静脉，肠系膜上静脉与脾静脉则汇合成为肝门静脉。

（三）淋巴引流

小肠淋巴管伴血管走行，流入肠系膜淋巴结，其输出管注入位于肠系膜上动脉根部的肠系膜上淋巴结，肠系膜上、下淋巴结与腹腔淋巴结的输出管共同组成肠干，最后注入乳糜池。

六、大肠

大肠始于回肠终于肛门，可将其分为结肠、直肠与肛管，全长约 1.5 m，约为胃肠道全长的 1/5。除其终末部分外，由于个体差异，其布局可弯曲成 M 形或倒 U 形，包绕小肠。大肠与腹腔内及后腹腔所有的脏器相邻接，因此它的病症与并发症都表现出与这些脏器相关。

（一）结肠

1. 形态与分布

结肠是消化管的下段，是从盲肠到乙状结肠之间，长 1.23～1.48 m 的粗大肠管。其外观与小肠有明显的不同，表面有许多囊状膨隆，管径的大小与肠内容物的充盈程度有关。结肠通常围绕在空肠、回肠的周围，形状似一方框。一般自右髂窝开始，向上经过右腹外侧区和右季肋区至肝叶的下面，由此向左弯曲为结肠肝曲（结肠右曲），继之横过上腹部到左季肋区，在脾的下面再转向下为结肠脾曲（结肠左曲），沿着左腹外侧区下行到左髂窝，至此结肠又走向右上方，到骶岬附近再转向下延伸至盆腔，约在第 3 骶椎高度移行为直肠。

2. 结肠的血管

（1）结肠的动脉。结肠的动脉由来自腹主动脉的肠系膜上动脉和肠系膜下动脉组成。

肠系膜上动脉：约在第 1 腰椎中下部水平，距腹腔动脉起始处下方 1 cm，在胰颈背侧起始于腹主动脉前壁，在胰颈与十二指肠水平部之间穿出，进入小肠系膜根的两层腹膜之间。其主要分支有胰十二指肠下动脉（分布于胰头和十二指肠）、回结肠动脉、右结肠动脉和中结肠动脉。

肠系膜下动脉：约在第 3 腰椎水平，在十二指肠水平部的下缘处，自腹主动脉前壁发出，在腹膜壁层后方，先沿腹主动脉的腹侧下降，继而转到腹主动脉的左侧，向下越过左髂总动脉的前方、左输尿管的内侧，经乙状结肠系膜两层间进入小骨盆而终于直肠上部。

（2）结肠的静脉。结肠的静脉属于肝门静脉系统，接受除直肠下部、肛管以外全部腹部消化道的静脉以及胸段食管末端、胆囊、胰、脾的血液。

肠系膜下静脉：收集降结肠静脉血的左结肠静脉，向上与中结肠静脉吻合，收集乙状结肠静脉血的乙状结肠静脉，收集直肠上部静脉血的直肠上静脉，汇合为肠系膜下静脉汇入脾静脉。

肠系膜上静脉：接受盲肠静脉、阑尾静脉汇合而成的回结肠静脉，还有右结肠静脉、中结肠静脉、空肠及回肠静脉等收集盲肠、阑尾、升结肠、横结肠的血液以及胃、空肠、回肠等回流的静脉血。

3. 结肠的淋巴回流

从盲肠和阑尾发出的淋巴管经过盲肠前、后方和阑尾系膜内的淋巴结，回流到沿回结肠动脉排列的回结肠淋巴结，之后注入肠系膜上淋巴结。少数阑尾的淋巴管可直接汇入回结肠淋巴结或肠系膜上淋巴结。

结肠的淋巴管穿出肠壁后，先汇入结肠上淋巴结，再汇入沿升、降结肠内侧缘和横结肠、乙状结肠系膜缘排列的结肠旁淋巴结，再各自汇入沿右、中、左结肠动脉排列的右、中、左结肠淋巴结，继而右、中结肠淋巴结的输出管汇入肠系膜上淋巴结，左结肠淋巴结的输出管汇入肠系膜下淋巴结。

4. 结肠的神经

盲肠、阑尾、升结肠和右 2/3 的横结肠由肠系膜上神经丛支配，此神经丛为腹腔丛向下连续，随肠系膜上动脉入肠系膜，随回结肠动脉、右结肠动脉、中结肠动脉至结肠的相应部分。肠系膜上神经丛的交感神经纤维来自腹腔神经节、主动脉肾神经节和肠系膜上神经节，副交感神经纤维来自迷走神经。

左 1/3 的横结肠、降结肠、乙状结肠的交感神经受肠系膜下神经丛支配，此神经丛主要接受腹主动脉丛左侧的纤维及附近第 2、3 腰神经节的纤维，由肠系膜下动脉发出处起，随左结肠动脉、乙状结肠动脉、直肠上动脉至结肠的相应部分。支配这部分的副交感神经是来自骶副交感核的纤维，经盆腔内脏神经和左下腹下丛发出分支。

（二）直肠

直肠长为 12 ～ 15 cm，上端在第 3 骶椎平面与乙状结肠相接，下端在齿线处与肛管相连。直肠下端扩大成直肠壶腹，在直肠壶腹部有上、中、下三个半月形皱襞，内含环形肌纤维，称直肠瓣。其位置排列大致为左—右—左。中瓣多与腹膜反折平面对应。在直肠扩张时，直肠瓣可消失。直肠瓣有阻止粪便排出的作用。直肠壶腹的最下端变细与肛管相接。直肠沿骶尾椎的曲线行走，矢状切面呈 S 形，故在做直肠或乙状结肠镜检查时应加以注意。直肠上 1/3 前面和两侧有腹膜覆盖，中 1/3 段前面有腹膜，腹膜向前反折覆盖在膀胱或子宫上，形成直肠膀胱陷凹或直肠子宫陷凹，该陷凹是腹腔的最低点，如有积液或恶性肿瘤细胞脱落种植到该陷凹时，常可通过直肠指检扪及。直肠下 1/3 段全部位于腹膜外。直肠无真正系膜，只在直肠后上方有腹膜包绕直肠上血管和其他软组织，称为直肠系膜。在直肠中下段，有侧韧带将直肠固定于骨盆侧壁。

（三）肛管

1. 形态与分布

肛管是消化道的末端，上自齿线下至肛缘，长 3 ～ 4 cm，为解剖性肛管，有人将肛管上界扩展至齿线以上 1.5 cm，即肛管直肠环平面，称外科性肛管，一般少用。肛管的表层在上段为柱状上皮及移行上皮，下段为移行上皮及鳞状上皮。男性肛管前面与尿道及前列腺相毗邻，女性则为子宫及阴道；后为尾骨，周围有内、外括约肌围绕。

齿线为直肠与肛管的交界线，由肛瓣及肛柱下端组成，该线呈锯齿状，故称齿线（或称梳状线），为重要的解剖标志。胚胎时期，齿线是内、外胚层的交界处，故齿线上、下的血管，神经及淋巴来源都不同，其表现的症状及体征也各异。

2. 肛管、直肠的血管

（1）动脉。肛管、直肠动脉的供应来自直肠上动脉、直肠下动脉、肛门动脉和骶中动脉 4 支：①直肠上动脉是肠系膜下动脉的末支，肠系膜下动脉的起点在十二指肠第三段下方的腹主动脉前壁，在进入乙状结肠系膜根部时，与左侧输尿管靠近。在高位结扎肠系膜下动脉时，需将十二指肠向上推开和显露左输尿管，以免误伤。②直肠下动脉由髂内动脉前干或阴部内动脉分出，左右各一，通过直肠侧韧带进入直肠，与直肠上动脉在齿线上下相吻合。③肛门动脉由两侧阴部内动脉分出，通过坐骨直肠间隙，供应肛管和括约肌，并与直肠上、下动脉相吻合。④骶中动脉由腹主动脉分叉处的后壁分出，紧靠骶骨前面下行，供应直肠下端的后壁。

（2）静脉。

痔内静脉丛：位于齿线上方的黏膜下层，汇集成数支小静脉，穿过直肠肌层成为直肠上静脉，经肠系膜下静脉回流入门静脉。静脉内无瓣膜，易扩张成痔。由内痔静脉丛发生的痔称内痔。

痔外静脉丛：位于齿线下方，汇集肛管及其周围的静脉，经肛管、直肠外方形成肛门静脉和直肠下静脉，它们分别通过阴部内静脉和髂内静脉回流到下腔静脉。由内痔外静脉丛发生的痔称外痔。

3. 肛管、直肠的淋巴引流

肛管、直肠的淋巴引流以齿线为界，分上、下两组。上组在齿线以上，引流途径为向上、向两侧和向下。向上沿直肠上血管到肠系膜下血管根部淋巴结，这是直肠最主要的淋巴引流途径；向两侧是先到直肠侧韧带的直肠下血管淋巴结，再到盆腔侧壁的髂内淋巴结；向下穿透肛提肌至坐骨直肠间隙，伴随肛管血管到达髂内淋巴结。下组在齿线以下，向外经会阴部到达腹股沟淋巴结，然后到髂外淋巴结，也可经坐骨直肠间隙到髂内淋巴结。上、下两组淋巴网有时有吻合支互相交通，因此直肠癌有时也可转移到腹股沟淋巴结。

4.肛管、直肠的神经支配

肛管周围主要由阴部神经的分支，即痔下神经和前括约肌神经，以及肛尾神经和第4骶神经会阴支所支配，故肛门周围局部浸润麻醉，应注射一圈，特别是两侧及后方要浸润完全。直肠由交感神经和副交感神经支配。交感神经主要来自骶前（腹下）神经丛，该神经丛位于主动脉分支下方，在直肠固有筋膜之外分成左、右两支，各向下与骶部副交感神经汇合，在直肠侧韧带两旁组成骨盆神经丛。骶前神经损伤可使精囊、前列腺失去收缩能力，因而不能射精，导致绝育。骶部副交感神经由第2～4骶神经分出，为支配排尿和阴茎勃起的主要神经，在做会阴部手术时，要注意避免损伤。

七、胰腺

（一）形态与分布

胰腺是位于腹膜后一个狭长的器官，具有内、外分泌功能。胰腺横过第1～2腰椎前方，右侧端被十二指肠环抱，左侧靠近脾门，长12～15 cm，宽3～4 cm，厚1.5～2.5 cm。胰的前面与胃后壁相邻，其后面为腹主动脉、下腔静脉、腹腔神经丛及胸导管起始部。胰腺可分为头、颈、体、尾四个部分。

1.胰头

胰头是胰腺右端最宽大的部分，其上、右、下三面为十二指肠所环抱。有时十二指肠降部的部分内侧壁被包在胰腺组织内。胰头后面有胰十二指肠上后动脉及胆总管通过，并与下腔静脉、右肾静脉相邻。胰头的下部有一突出部分，称为钩突。钩突的一部分从右侧绕到肠系膜上动静脉的后方，甚至延伸到左侧。

2.胰颈

胰颈是连接胰头与胰体的狭窄、扁薄的部分，长2～2.5 cm。其上方有胆总管，后面有肠系膜上静脉通过，肠系膜上静脉与脾静脉在此处汇合成门静脉的起始部，在手术时，常在此处切断胰腺。于胰颈下缘，肠系膜上静脉除收集胰十二指肠下静脉外，还收集来自胰头及钩突的数条小静脉支，这些小静脉支从右后侧壁汇入肠系膜上静脉，在切除胰腺时，需要将这些壁薄的小静脉逐一结扎后切断，否则易造成难以控制的出血或损伤肠系膜上静脉。肠系膜上静脉的前方与胰颈的背面之间无血管分支，在检查肿瘤是否侵犯肝门静脉及肠系膜上静脉时，于胰腺上、下缘沿肝门静脉及肠系膜上静脉的前面进行检查。

3. 胰体

胰体位于脊柱前方，前面隔后腹膜与胃后壁相邻，后面有腹主动脉、左肾上腺、左肾、左肾蒂及脾静脉。上缘与腹腔及腹腔神经丛相邻。脾动脉自腹腔干发出后，沿胰腺上缘左行，下面与十二指肠空肠曲及空肠相邻。胰体部癌浸润腹腔干与腹腔神经丛时，可引起顽固性上腹部及后腰部疼痛，亦可侵及十二指肠空肠曲引起肠道梗阻。

4. 胰尾

胰尾各面均有腹膜覆盖，尾端多达脾门，故在切除脾时，容易损伤胰尾。脾动、静脉位于胰腺上缘的深面。脾静脉收集来自胰尾、胰体的数条小静脉支，在胰体尾部切除，需要保留脾时，应仔细认真分离、逐一结扎后切断这些小静脉。

（二）胰管与副胰管

1. 胰管

胰管位于胰腺实质内，起自胰尾，横贯胰腺全长，在到达胰头右缘时，通常与胆总管汇合成胆胰壶腹，经十二指肠大乳头开口于十二指肠腔，引流胰腺大部胰液。胰管亦有单独开口于十二指肠腔者。

2. 副胰管

副胰管位于胰头上部，短小且细。引流胰头前上部胰液，通常与主胰管连接，主胰管与副胰管可见一些变异情况，在胰腺手术时，应予以注意。

（三）血管分布

胰腺的血液循环很丰富，动脉来自肝总动脉、肠系膜上动脉及脾动脉。胰头的血液来自胃十二指肠的胰十二指肠上动脉和肠系膜上动脉的胰十二指肠下动脉。两者在胰头部互相吻合，形成动脉弓。胰体及胰尾的血液来自脾动脉的胰背动脉及其分支胰下动脉，以及脾动脉发出的胰支、胰大动脉与胰尾动脉。

胰腺的静脉与同名动脉伴行，分别汇入脾静脉、肠系膜上静脉和肝门静脉。在胰体尾部，有许多小静脉汇入脾静脉；在胰头部，有许多小静脉汇入肠系膜上静脉。

（四）淋巴系统

胰头的淋巴注入胰十二指肠上、下淋巴结，然后分别汇入幽门下淋巴结和肠系膜上淋巴结。胰体的淋巴向上和向下分别注入胰上淋巴结与胰下淋巴结。胰尾的淋巴结汇入脾淋巴结。以上各群淋巴结最后均直接或间接注入腹腔淋巴结或肠系膜上淋巴结。

第二节　消化系统肿瘤的常见临床症状

一、食欲不振

（一）概述

食欲不振指缺乏对食物的需求和欲望。食欲不振严重者甚至出现厌食。下丘脑与大脑皮层关联紧密，下丘脑中的两个中枢可以调节摄食，影响人的食欲。在这两个中枢中，其一为饱足中枢，处于腹内侧核，通过动物实验了解到，当此中枢遭到破坏后，实验主体的食欲出现亢进，增加食量；其二为嗜食中枢，处于腹外侧核，将其破坏，实验主体会逐渐丧失食欲，出现拒食表现。适当调节这两个中枢可以起到控制摄食的作用。

（二）病因

下丘脑中的嗜食和饱食两个中枢互相对抗，对人体的摄食行为做出调控，两者之间存在着广泛的关联。例如，十二指肠的食物刺激、胃的牵张刺激等消化道的感觉冲动、血胰岛素及血糖的水平、气温、食物中脂肪及蛋白质的含量、精神因素、肽类消化道激素等对食欲中枢的活动都有很大的影响，这些因素对人体摄食行为有调控作用。以下是可能导致食欲不振的几方面原因。

1. 神经精神因素

食欲是一种高级神经活动现象，由于人体有进食各种食物的经验，这些食物通过视觉、嗅觉、味觉等可使机体再度发生对食物需求的欲望。因此，很多神经精神因素可引起食欲不振。

2. 消化系统疾病

消化系统疾病是临床较为常见的引起食欲不振的原因。胃部疾病对食欲影响较大，如急、慢性胃炎，特别是慢性萎缩性胃炎可引起严重的食欲不振。胃

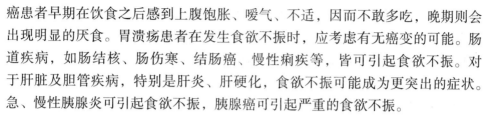

癌患者早期在饮食之后感到上腹饱胀、嗳气、不适，因而不敢多吃，晚期则会出现明显的厌食。胃溃疡患者在发生食欲不振时，应考虑有无癌变的可能。肠道疾病，如肠结核、肠伤寒、结肠癌、慢性痢疾等，皆可引起食欲不振。对于肝脏及胆管疾病，特别是肝炎、肝硬化，食欲不振可能成为更突出的症状。急、慢性胰腺炎可引起食欲不振，胰腺癌可引起严重的食欲不振。

3. 胃肠道外疾病

全身性疾病，如各种原因引起的发烧、低血钾、低血氯、酸中毒、右心衰竭等，可引起消化系统充血；内分泌系统疾病，如肾上腺皮质功能不全、甲状腺功能低下、垂体功能低下、尿毒症、严重贫血等，皆可引起食欲不振。

4. 药物因素

有些药物也可引起食欲不振，如氯化铵、氨茶碱、阿司匹林、四环素、氯霉素等。

（三）诊断要点

对于食欲不振，必须仔细询问病史、搜集其他伴随症状、全面查体，只有配合各种检查，才能做出诊断。

1. 病史及症状

如果改善了就餐条件或者食物的味道就能恢复食欲，则病因大多在外界。如果情绪的改善促使食欲迅速恢复，则属于一过性情绪不良，不能称之为疾病，但如果该症状持续时间较长，甚至超出两周，则考虑为某种疾病的表现。

另外，出现食欲不振时通常伴随着可作为提示用的症状。例如，出现上腹饱胀、伴有嗳气、上腹隐痛的症状的患者多考虑发生功能性消化不良、胃炎等上消化道疾病；伴黄疸、发力及发热，表现明显厌油，最先需要考虑是否患肝胆系统疾病；伴怕冷、乏力，则考虑内分泌异常；伴右上腹疼痛，则考虑为胆管感染；女性出现肾上腺皮质功能减退症、甲状腺功能减退症，则患席汉综合征的可能性较大。在临床上，有许多药物会导致人体食欲不振，因此在诊治时，需要对病人的用药史有细致深入的了解。

如果中年以上男性患者出现原因不明的顽固性厌食，则需要考虑排除是否患胃癌；女性厌食患者多为神经性厌食，表现为缓慢发生食欲不振，通常有较长的病程，应检查排除是否患慢性萎缩性胃炎等，如果症状进展迅速，病程短，则需要先考虑是否患胃癌。

2. 体征

胃部出现振水声时，多由幽门梗阻所致。厌食伴黄疸、肝肿大、肝区叩痛者，先考虑黄疸型肝炎；有肝脾肿大、蜘蛛痣者，多见于慢性肝炎或肝硬化；伴周身浮肿，尤颜面部为主者，多见于慢性肾功能不全；浮肿以下肢明显、心脏扩大、肝肿大者，是充血性心力衰竭的表现。当发现皮肤黏膜色素沉着时，应考虑慢性肾上腺皮质功能减退症。

3. 辅助检查

（1）实验室检查。

血常规：了解病人有无贫血及其程度，白细胞计数与分类对感染的诊断有重要意义。

粪便检查：了解病人有无肠道感染，粪便隐血阳性，提示消化道出血，若持续阳性，应注意胃肠道恶性肿瘤。

尿常规：低比重尿见于肾功能不全，尿 pH 低见于酸中毒，pH 高多见于尿路感染。

生化检查：AFP 有助于原发性肝癌的诊断，CEA 升高则见于多种胃肠道肿瘤。肝功能试验可协助诊断急、慢性肝炎和肝硬化。

（2）影像学检查。胃镜对胃炎、消化性溃疡、胃癌等具有重要的诊断价值，超声波等影像学检查有助于肝硬化、肝癌、胆管和胰腺疾病的诊断。

二、吞咽困难

（一）概述

吞咽困难即吞咽费力，病人在下咽时常感到颈部、剑突后及胸骨后有梗阻感、疼痛感或黏附感，或下咽缓慢，吞咽时间长，这些都属于吞咽困难。食管炎症、中枢神经系统疾病甚至肿瘤都可能导致吞咽梗阻的发生，当吞咽肌肉发生运动障碍时，也可能致使吞咽困难。假性吞咽困难由于不存在食管梗阻的基础，堵塞感大多数存在于咽颈部，有的反而会在进食时减轻，应区别开来。

（二）病因

正常食管壁具有弹性，管腔直径可扩张 4 cm 以上，各种原因使管腔扩张受限，当达不到 2.5 cm 时，就可能出现吞咽困难，当 ≤ 1.3 cm 时，必有吞咽困难。

1. 肿瘤本身

口咽部恶性肿瘤、食管癌等可因癌肿浸润、堵塞食管腔而致食管狭窄，表现为进行性吞咽困难；胸腔肿瘤压迫食管，引起食管狭窄，甚至闭塞，也可导致吞咽障碍。

2. 放射治疗

食管受到照射后，食管黏膜及黏膜下组织可发生充血、水肿，进而导致管腔狭窄出现吞咽困难。

（三）诊断要点

1. 临床表现

当同时表现吞咽困难和胸骨后疼痛两种症状时，先要考虑病人患食管炎的可能；如果在下咽时伴随呛咳的表现，则需要考虑食管气管瘘和咽神经麻痹；如果用餐过后很久发生反流，考虑为食管癌梗阻或憩室、贲门失弛；若吞咽困难且伴有嘶哑，则需要检查是否发生肿瘤喉压迫返神经或者侵犯纵隔。起病缓慢进行性加重的吞咽困难多为食管癌；起病急骤者则提示食管异物或急性咽喉部化脓性炎症；发病缓慢但不显著的吞咽困难应考虑食管外压迫性疾病和食管内良性肿瘤或憩室。

2. 辅助检查

（1）实验室检查。

血粪尿常规检查：如果白细胞增高，多为咽喉部的炎症；贫血患者应考虑食管癌及低色素性贫血；血沉增快多为食管癌或食管结核。

食管脱落细胞学检查：对食管癌的早期诊断价值较大，甚至对症状轻和 X 线片阴性者亦可确诊。

（2）影像学检查。

纤维食管镜检查：可直接观察食管黏膜的改变，以诊断有无异物、狭窄、肿瘤、憩室、炎症、溃疡及先天性异常，并能确定病变部位、范围，确定能否手术等。经食管镜活组织检查和细胞学检查，有助于鉴别良性与恶性病变。

X 线检查：其是鉴别诊断吞咽困难的首选方法。食管钡餐 X 线检查可直接观察咽部与食管的运动状况、食管括约肌的功能、有无反流及梗阻，从而明确病变部位、性质和程度。

三、恶心呕吐

（一）概述

恶心是一种主观感觉，是指想将胃内容物经口吐出。轻度的恶心表现为上腹部不适感、胀满感及对食物的厌恶感；严重的恶心多伴有头晕、出汗、心率及血压的改变等，出现自主神经功能紊乱现象。恶心伴有呕吐的动作，但并无胃内容物吐出，称为干呕。恶心常为呕吐的先驱症状，但也可只有恶心而无呕吐，或只有呕吐而无明显的恶心。呕吐从生理意义上讲是一种保护机制，可将胃内有害的物质排出体外，但严重的呕吐不仅给患者带来不适，还会因大量胃液的丢失而引起脱水、电解质平衡失调，引起低血钾、低血钠，特别是氯离子的丢失会引起代谢性碱中毒。此外，对于神志障碍的患者，可引起误吸。

（二）病因

呕吐中枢位于延髓外侧网状结构的外侧缘，距迷走神经核很近。其接受来自三方面的刺激。①视觉、嗅觉、味觉等通过中枢传来的刺激；②由化学感受器触发区传来的刺激，此区位于呕吐中枢附近。有些药物（如阿朴吗啡、氯霉素等）、体内代谢的产物均可兴奋此区，然后从此区发出冲动，刺激呕吐中枢。③来自心脏、消化系统、泌尿系统等的末梢神经的刺激，经传入神经纤维刺激呕吐中枢。

（三）诊断要点

1.临床表现

（1）中枢性呕吐常见疾病及其特征。

神经性呕吐：其多发于青年女性，病程较久，反复发作。呕吐多发生在饭后，量少次频，常不伴恶心；呕吐并不费力，多伴有神经症症状，发作与精神及情绪因素有关；虽频繁呕吐，但体重不减，食欲亦无改变。

高颅压：颅压升高多由颅内占位病变（如脑肿瘤、脑血肿）、颅内炎症病变（如脑膜炎、脑水肿）、全身病变（如心搏骤停、肝昏迷、肺性脑病等）所致。颅压增高引起的呕吐多呈喷射状，量大，常无明显的恶心，但有明显的头痛。可有视盘水肿及病理体征。

第Ⅷ颅神经疾病：其典型症状为 Meniere 综合征、晕车、晕船等。呕吐较重，多呈喷射性，多伴有明显的眩晕，同时可有耳鸣、耳聋等。在检查时，多可发现有眼球震颤。

小脑后下动脉血栓形成，椎基底动脉供血不足，因累及前庭神经核，也可发生眩晕、呕吐。可伴有眼球震颤，但无耳鸣、耳聋。

偏头痛：此为周期性发作的一种血管性头痛，多在青春期发病，女性多见。其呈单侧搏动性头痛、畏光，伴有恶心、呕吐及视觉改变。

化学感受器：触发区受刺激引起的恶心、呕吐，多有明显恶心。

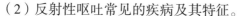

（2）反射性呕吐常见的疾病及其特征。

头部器官疾病：如急性闭角型青光眼，因眼压突然升高，可发生明显的恶心、呕吐，同时伴有剧烈的头痛、虹视、视力减退、视野缺损、瞳孔散大、睫状肌充血。若延误诊断未能及时治疗，可很快导致失明，这点值得注意。

胸部器官疾病：如急性心肌梗死，可引起顽固的恶心、呕吐。因在膈面心肌梗死后，刺激迷走神经，可发生恶心、呕吐。若疼痛在上腹出现，极易与急性胰腺炎、急性胆囊炎、急性溃疡穿孔相混淆，造成误诊。急性充血性心力衰竭因肝脏、胃肠道充血，可引起肝区痛及恶心、呕吐。

腹部器官疾病：①胃部疾病。如急性胃炎，可发生明显的恶心、呕吐，伴有上腹部疼痛。在呕吐后，腹痛大多可缓解。在幽门梗阻时，呕吐量大，而且有隔宿食物及酸臭味。可发现胃型及胃蠕动波。②急性胆囊炎。可有恶心、呕吐，同时伴有高烧、右上腹痛、黄疸。③急性胰腺炎。除有剧烈的上腹痛外，可有明显的恶心、呕吐，而且在呕吐后上腹痛并不缓解，此与急性胃炎不同。④肠梗阻。如果梗阻的部位在小肠上部，则呕吐量大并且混有胆汁。如果梗阻在小肠下部，则呕吐量较小，但可有粪臭；伴有肠绞痛、肠型及肠蠕动波；排便、排气少。结肠梗阻主要表现为腹部胀气。⑤肝脏疾病。急性、慢性肝炎，肝硬化，都可有恶心、呕吐。急性肝炎可发生明显的恶心、呕吐。⑥尿路结石。在发生剧烈绞痛时，可出现明显的恶心、呕吐，一旦绞痛发作停止，恶心及呕吐亦随之消失。

2. 辅助检查

根据病情可选择做下述检查。

（1）实验室检查：血常规；尿、粪便常规；呕吐物隐血试验；血清钾、钠、氯化物、二氧化碳结合力、尿素氮；肝功能、心肌酶谱、肾功能；脑脊液；必要时做呕吐物毒物检查。

（2）特殊检查：胃肠道钡剂造影、腹部 X 线平片；内镜检查；腹部 B 型超声、CT；头颅 CT、磁共振；心电图。

四、腹水

（一）概述

正常人腹腔内有少量液体（一般少于 200 mL），对肠道等腹腔脏器起润滑作用。任何病理状态下导致腹腔内液体量增加超过 200 mL 时，称为腹水。肿瘤引起的腹水为恶性腹水，常是恶性肿瘤的晚期表现。

（二）病因

恶性腹腔积液常见于各种消化道肿瘤及妇科恶性肿瘤。其可能原因如下：癌细胞浸润至腹膜，加之肿瘤可自行分泌一些体液介质，均可导致腹膜血管通透性增加，引起腹水；肿瘤引发低蛋白血症，导致血浆胶体渗透压降低，毛细血管内液体漏入腹腔形成腹水；癌肿破裂形成血性腹水；癌细胞转移阻塞肝静脉，导致门脉压增高形成腹水；癌细胞浸润、压迫淋巴管，导致淋巴液回流受阻，从而影响腹腔内液体的引流，形成腹水。

（三）诊断要点

1. 临床表现

（1）腹部膨隆。其程度与腹水形成的速度、腹内压、腹水量有关。如果腹水增加迅速，可见腹部对称性膨隆，腹壁紧张度增加，腹部呈球形，甚至可出现脐疝；如果腹水增加较慢且腹腔内有大量腹水形成，在患者平卧时，可见两侧腹部膨出如蛙腹，在患者站立时，可见腹水流向下腹部导致其膨出。

（2）腹部体征。

移动性浊音：当腹水量在 1 000 mL 以上时，移动性浊音可呈阳性。

水池征象：小量腹水只能在肘膝位时叩诊脐部才能出现浊音。用于判断微量腹水，约 120 mL。

液波震颤：当患者体内有 3 000 ～ 4 000 mL 腹水时，可感到液波震颤。

2. 辅助检查

（1）实验室检查。

腹水化验：包括腹水常规、生化、细菌培养等检查，对确定腹水的病因有重要作用，可鉴别良恶性腹水。

细胞学检查：对鉴定腹水的性质有参考价值。

肿瘤标志物：如血清 AFP、CEA 等的测定有助于对一些肿瘤的判断。

胰酶监测：对胰源性腹水有诊断价值。

血、尿常规，肝功能：血常规检查用于判断是否贫血；尿常规、肝功能检查用于肾脏、肝脏疾病。

血沉：肿瘤患者多见血沉加快。

（2）影像学检查。

超声：可检出 100 ～ 300 mL 的腹水，还可以探查腹部肿瘤。

CT 和 MRI：除能诊断少量腹水外，还对腹腔、盆腔肿瘤的诊断有所帮助。

内镜检查：胃肠镜检查可明确胃肠道肿瘤，可确诊门静脉高压；腹腔镜检查可了解肝脏及腹膜疾病，同时取活检可明确病变性质。

五、腹痛

（一）概述

腹痛是临床常见的症状之一，是指由于各种原因引起的腹腔内外脏器的病变而表现为腹部的疼痛。

腹痛按病程可分为急性腹痛和慢性腹痛（疼痛持续 3 个月以上）；按疼痛的性质可分为钝痛、锐痛及其他（如压榨痛、牵拉痛等）；根据腹痛的发生机制可分为四种，即内脏性腹痛、躯体性腹痛、牵涉性腹痛、精神性腹痛。

（二）病因

腹痛多由腹部脏器疾病引起，但胸部疾病及全身性疾病也可引起腹痛。癌症患者引起的疼痛直接与肿瘤有关，常常由癌细胞浸润软组织或肿瘤压迫神经系统所致，也可因癌症晚期形成腹水、梗阻所致，或与肿瘤的诊断、检查（如内镜、经皮穿刺活组织检查）、手术治疗等有关。

（三）诊断

1. 临床表现

（1）疼痛的部位。腹痛部位常出现在病变脏器相应的部位，如中上腹疼痛多为胃十二指肠疾病，右上腹疼痛多为肝脏、胆囊疾病；下腹部或左下腹部疼痛多为结肠疾病；脐周疼痛多见于小肠疾病。腹部广泛性的慢性疼痛多见于胃癌、肝癌、胰腺癌、卵巢癌等播散到腹膜所致肿瘤。

（2）疼痛的性质。

肝癌破裂：患者由右上腹的钝痛突然转变为剧痛，可向右肩、背放射。如果是较小的破裂，由于出血较少，可被大网膜包裹，疼痛可于 3 ～ 5 d 后缓解；如果破裂较大，则会迅速产生弥漫性全腹剧烈疼痛，可伴腹肌紧张、压痛、反跳痛等腹膜刺激症状。

肠梗阻：肠梗阻是肿瘤引起急性腹痛的常见原因之一，其临床多呈阵发性绞痛、间歇性减轻。

卵巢肿瘤蒂扭转：患者常感下腹部一侧疼痛，其疼痛程度随着肿瘤蒂扭转程度的加重可由突发性的腹痛转化为持续性绞痛，甚至可出现腹膜炎的表现。

原发性肝癌：可引起右上腹疼痛，且进行性加重。多呈持续性钝痛，如果肿块侵犯横膈，疼痛可涉及右肩，向肝脏后叶生长的肿块可引起右腰部疼痛。

慢性原发性胆囊癌：此病发病率较低，占所有癌肿的 1% 左右。早期常有胆囊区阵发性绞痛，后期可转为持续性钝痛，且腹痛日渐加剧，以右上腹疼痛明显。

胃癌：可引起中上腹疼痛，其疼痛与消化性溃疡相似，服用制酸药可获暂时缓解，但缺乏胃溃疡的节律性和周期性。

胰腺癌：多表现为持续性中上腹痛，进行性加重，夜间尤为明显，身体屈曲可稍缓解，疼痛可向腰、背、胸、下腹放射。

小肠恶性肿瘤：较少见，占消化道肿瘤的 5% 左右。早期腹痛多由肿瘤表面糜烂刺激肠管引起痉挛所致；晚期肿瘤可侵犯肠壁，引起肠管狭窄、梗阻，甚至肠穿孔导致急性腹痛。

2. 辅助检查

（1）实验室检查。

血常规检查：血中白细胞总数及中性粒细胞增高提示炎症性病变；尿中出现大量红细胞提示泌尿系统结石、肿瘤或外伤，尿中有白细胞则提示泌尿系统感染，脓血便提示肠道感染，血便提示绞窄性肠梗阻、肠系膜血栓栓塞、出血性肠炎等。

血液生化检查：血清淀粉酶增高提示为胰腺炎，血糖与血酮的测定可用于排除糖尿病酮症引起的腹痛；血清胆红素提高提示为胆管疾病，肝、肾功能及电解质的检查对判断病情亦有帮助。

腹腔穿刺液的常规及生化检查：当腹痛诊断未明而发现腹腔积液时，有必要做腹腔穿刺检查，在必要时，还需要做细菌培养。不过通常取得穿刺液后，肉眼观察有助于腹腔内出血、感染的诊断。

（2）影像学检查。

X 线检查：腹部 X 线平片检查，膈下发现游离气体的，可确诊为胃肠道穿孔；肠腔积气扩张、肠中多数液平则可诊断为肠梗阻，输尿管部位的钙化影可提示为输尿管结石，腰大肌影模糊或消失提示为腹膜炎症或出血。X 线钡餐造影或钡灌肠检查可以发现胃十二指肠溃疡、肿瘤等。胆囊、胆管造影、内镜下的逆行胰胆管造影及经皮穿刺胆管造影对胆系和胰腺疾病的鉴别诊断很有帮助。

超声检查：对肝、胆、胰疾病的鉴别诊断有重要作用，在必要时，依超声检查定位进行肝穿刺，以确诊肝脓肿、肝癌等。

内镜检查：可用于胃肠道疾病的鉴别诊断，在慢性腹痛患者中常需做此项检查。

六、腹胀

（一）概述

腹胀指有大量的气体在腹腔内胃肠道中积聚或者胃肠功能紊乱而没有大量的肠道积气。以发生原因为依据进行划分，腹胀可分为功能性腹胀和器质性腹胀，发生原因既可能是一种，也可能是多种。正常人的直肠内每天约可以排出600 mL 气体。气体中主要包括氧气、甲烷、氢气、氮气以及二氧化碳等成分，其中氮气是主要成分，随吞咽过程进入胃部或从血液中弥散而来。腹胀病人的肠道内每天约停留400 mL 的氮气。氢气主要产生于结肠细菌对蛋白质的作用或来自未吸收的碳化氢。当正常人摄入了多糖、低聚糖及未被消化和吸收的谷类后，就会有过量的氢气产生。乳果糖属于一种低甜度的合成糖，无法被小肠消化吸收，它在结肠内会发生酵解，从而产生大量的氢气。结肠细菌的代谢作用还会产生甲烷。小肠上部在发生重碳酸盐与盐酸的内中和反应时，就会有二氧化碳产生，在结肠内细菌的作用下，会有大量的二氧化碳产生于脂肪酸和双糖类物质中，引发腹胀。另外，摄入大量未被吸收分解的低聚糖和谷物也会产生过量的二氧化碳。

（二）临床表现与病因

1. 功能性腹胀

功能性腹胀由功能性胃肠功能紊乱引发，通常不发生器质性胃肠病。据相关报道统计，约 30% 的女性及 25% 的男性有腹胀，以便秘的人群为基数，有腹胀症状的患者占 32%，同时伴有腹鸣、腹部胀满、多屁等症状。目前尚未明确腹胀的发病机制，胃肠中的任何部位都可能产生腹胀的感觉，且由于个体耐受力不同，感受的程度也不相同。有学者认为，导致腹胀的原因并不是体内积聚了过量的气体而引起的消化道扩张，而是肠道的运动增加，胃肠中内容物的转运速度以及患者的心理因素都是可能引发腹胀的原因。

2. 器质性腹胀

若因器质性病因引起，则腹胀常持续而顽固，并有渐进性加重的特征。

（1）胃排空迟延。胃排空包括液体和固体排空。现已可用核素法、X 线法、插管法和超声法了解胃对液体和固体食物的排空速率。引起胃排空迟延的病因有功能性消化不良、慢性胃炎、消化性溃疡、特发性胃轻瘫、糖尿病胃轻瘫、神经性畏食、胃术后胆汁反流、肥厚性幽门梗阻、胃窦癌、胃息肉、胃黏膜脱垂等。在远端胃功能发生障碍时，由于研磨食物的功能受损，表现为固体食物排空迟延；在近端胃功能发生障碍时，由于胃腔内压力降低，固体及液体排空均迟延。胃排空迟延临床上表现为食欲不振、餐后持续上腹饱满、恶心呕吐及腹痛等。

此外，一些药物，如鸦片、抗胆碱能制剂、左旋多巴、β肾上腺素能药（异丙基肾上腺素、舒喘宁等）、氢氧化铝、乙醇也可引起胃排空迟延。电解质代谢紊乱，如低钾、低钙、低镁血症，一些全身性疾病，如甲状腺功能低下症、尿毒症、肝性脑病、高血糖、酸中毒等，均可引起胃排空迟延。凡有胃排空延迟的疾病或因素，均可出现程度不等的腹胀。

（2）小肠疾病。见于肠梗阻，包括慢性特发性小肠假性梗阻、急性小肠假性梗阻、机械性肠梗阻、动力性及缺血性肠梗阻、小肠便秘、糖类吸收障碍，尤其是乳糖吸收障碍，进食淀粉可使腹胀加重。此外，还有麻痹性肠梗阻、空肠憩室病、小肠肿瘤、肠易激综合征、小肠功能性消化不良、Crohn病、放射性小肠结肠炎、肠结核、急性肠炎等。

（3）大肠疾病。见于各种原因引起的便秘、溃疡性直肠炎和左半结肠炎、溃疡性结肠炎、肛周Crohn病、巨结肠和急性结肠假性梗阻。巨结肠的主要特征是结肠扩张，有时表现为结肠过长。病人主要表现为慢性便秘。在严重病例中，由于结肠胀气（慢性结肠假性梗阻），可引起腹痛和腹胀。直肠脱垂、大肠癌、结肠息肉和腺瘤、结肠憩室、结肠梗阻也可出现腹胀。

（4）全身性疾病。糖尿病酮症、尿毒症、低钾、低钙、低镁血症、垂体功能低下症、甲状腺功能低下症、甲状腺功能亢进症、嗜铬细胞瘤、进行性系统性硬皮病、皮肌炎、强直性肌营养不良等均可出现腹胀。

（5）神经病变。见于神经节瘤病、植物神经病、脑血管意外、脑肿瘤、帕金森病、脊髓创伤、多发性侧索硬化、马尾肿瘤、脑脊膜膨出等。

（6）其他。腹膜炎或感染性毒血症、肝硬化、肝胆系统肿瘤、肠系膜血管栓塞或血栓形成等均可引起腹胀。

（三）诊断要点

若病人患功能性腹胀时间持续甚至超过了3个月，经检查排除了患包括功能性消化不良、肠易激综合征在内的功能运动性疾病的可能，也没有发生器质性的全身性疾病或者胃肠型疾病，只出现胃肠积气过多、排气过多、嗳气过多，同时伴有腹部胀满的症状的患者，可诊断为功能性腹胀。

器质性腹胀通常可以从病人的病史中查到原发病，并且病因不同，所导致的临床表现也不同。腹胀通常只是其中的一个症状，一般不是其患病症的主要表现。如若必要，可以对患者进行胃肠动力功能检查，帮助排查和进一步诊断病情。在诊断时，应考虑是否能排除腹内包块、腹水、膀胱充盈等导致的非充气性腹胀。

七、腹部肿块

（一）概述

腹腔内器官和组织因各种原因形成的异常肿块称为腹部肿块，在腹部检查时可触及。按性质划分，腹部肿块可分为肿瘤性、炎症性、梗阻性、损伤性和先天性肿块。按肿块部位划分，腹部肿块可分为右上腹肿块、中上腹肿块、左上腹肿块、左右腰腹部肿块、右下腹肿块、中下腹肿块、左下腹肿块、广泛性与不定位性肿块。本部分仅对肿瘤性肿块进行阐述。

（二）病因

腹腔脏器的良恶性肿瘤由于组织异常增生常在其所在部位形成包块，或因肿瘤阻塞、压迫空腔脏器引起的空腔脏器积液、积气，脏器膨胀所致。

右上腹肿块：可见于原发性或转移性肝癌、胆囊癌、壶腹癌、胰腺癌压迫胆总管，导致胆汁排放受阻、胆汁淤积引起胆囊肿大。

中上腹肿块：多见于胃癌、胰腺癌、小肠癌、左叶肝癌等。

左上腹肿块：如左侧结肠癌、胰尾癌。

左右腰腹部肿块：如肾癌。

右下腹肿块：多见于右侧卵巢癌、阑尾癌。

中下腹肿块：如子宫癌、膀胱癌。

左下腹肿块：如左侧卵巢癌、直肠癌、乙状结肠癌。

广泛性与不定位性肿块：如腹膜转移癌、腹腔淋巴瘤。

（三）诊断要点

1.临床表现

腹部某区的肿块往往来源于该区的脏器。恶性肿瘤所导致的腹腔肿块常常表现为进行性增大的无痛性包块及相关的伴随症状。

（1）肿块。恶性肿瘤所导致的腹腔肿块常常表现为结节状或不规则，质地坚硬，体积不大且有累及器官的表现，肿块的活动度差，但胃、肝、脾、肾的早期肿瘤在未与周围组织粘连时，可随呼吸上下移动。

（2）压痛。一般无压痛或仅有深部压痛。

2. 辅助检查

（1）实验室检查。①尿常规：有助于泌尿肿瘤的诊断。②粪便隐血：持续阳性提示为胃肠道肿瘤。③肿瘤标志物：甲胎蛋白（AFP）、癌胚抗原（CEA）、癌糖类抗原 19-9（CA19-9）、癌糖类抗原 50（CA50）等升高者可提示为消化道肿瘤。④血沉：恶性肿瘤中常常有血沉升高。⑤乳酸脱氢酶：卵巢恶性肿瘤者可有升高。⑥人绒毛膜促性腺激素：卵巢绒癌者可有人绒毛膜促性腺激素（HCG）升高。

（2）内镜检查。胃镜、肠镜、腹腔镜、宫腔镜、逆行胰胆管造影等对腹腔肿块的诊断有重要意义，其不仅可以直视病变，还可取病变组织进行活检。

（3）X 线检查。①消化道的肿物可进行钡餐造影、钡剂灌肠检查。②胆道疾病可进行胆囊造影检查。③肾盂造影有助于泌尿系统疾病的诊断。

（4）超声检查。其可广泛用于肝、胆、胰腺疾病的诊断，用于明确肿块的部位、大小、形状、性质以及与周围脏器的关系。例如，彩色多普勒超声检查不仅可为良恶性肿瘤的判断提供依据，还可在超声引导下进行穿刺检查。

（5）CT、MRI 和放射性核素检查。① CT 可显示病灶大小，对肝、胆、胰腺实质性脏器病变的诊断有重要意义，在 CT 引导下，进行细针穿刺检查有助于诊断。② MRI 主要用于肝内占位性病变的鉴别诊断和直肠癌的分期。③放射性核素检查主要用于肝、胆、胰腺实质性脏器的显像，对肝内占位性病变的诊断有重要作用。

八、腹泻

（一）概述

腹泻是指排便次数较平时增加，粪便的量及所含的水都较正常增多，粪便变稀；可含有异常成分，如未经消化的食物、黏液、脓液、血液及脱落的肠黏膜等。正常人的排便次数并不一致，隔 2～3 d 排便一次，或每日排便 2～3 次，但粪便成形，无异常成分，排水量每日在 200 mL 以下。腹泻根据病程的长短，可分为急性和慢性两种，病程少于两个月的称为急性腹泻，大于两个月的称为慢性腹泻。

（二）临床表现及病因

根据病因及发病机制，腹泻可分为渗出性腹泻、渗透性腹泻、分泌性腹泻、肠道运动功能紊乱所致的腹泻，现分述于下。

1.渗出性腹泻

此种腹泻是由炎症、溃疡、肿瘤浸润等导致的。因在肠道病变部位的血管、淋巴、黏膜受到损害，引起血管通透性增加，蛋白、血液渗出及黏液分泌增加，这些物质进入肠道而发生腹泻。渗出性腹泻又分为感染性和非感染性两种：感染性腹泻多见于痢疾、肠炎、肠结核等；非感染性腹泻多见于炎症性肠病、结肠癌、缺血性结肠炎等。无论感染性腹泻还是非感染性腹泻，因皆有肠道水肿、渗出等炎症病变，故粪便除含水量增加及排便次数增多外，多有黏液、脓或血。

现将临床上较常见，病情较重，易发生误诊、漏诊，引起渗出性腹泻的疾病简述于下，以供参考。

（1）感染性渗出性腹泻。

①急性出血性坏死性肠炎：此病可能与产生 R 毒素的 Welchii 杆菌感染及机体的免疫因素有关。临床表现为发病急、腹痛重，便水样血便、有恶臭，严重者可发生休克。

②伪膜性肠炎：此病由难辨认的梭状芽孢杆菌引起，其产生的 A 毒素直接损伤肠黏膜细胞，能使肠壁出血坏死而发生伪膜性肠炎。多发生于用广谱抗生素较久的严重患者。常突然发生腹泻，便频，量大，粪便呈水样或米汤样，并可含有伪膜。

③金葡萄球菌性肠炎：常见于年老体弱者，长期和大量使用广谱抗生素抑制了正常肠道菌群，导致存在于肠道中耐药的金葡萄球菌大量繁殖而致病。该病发病急，腹泻量大，次数频繁，粪便呈黄绿色蛋汤样的水样便，并有片状伪膜。腹痛多不重。严重者可发生休克、急性肾衰竭。

④真菌性肠炎：此病亦发生在使用广谱抗生素后。致病菌多为白色念珠菌。该病表现为腹泻，但排便次数相差较大，2～20 次不等。粪便多呈水样、豆腐渣样，黄色或黄绿色，泡沫较多，偶带血。腹痛不重。

⑤弯曲菌肠炎：病菌可通过污染的食物、水、牛奶进入胃肠道引起发病。该病表现为腹泻、腹痛、肌痛、头痛，粪便呈水样，为黏液便、黏液血便，与急性细菌性痢疾的临床表现相似，其不同之处是该菌引起病变的部位主要在空肠与回肠。确诊有赖病原菌的检查。

（2）非感染性渗出性腹泻。

①溃疡性结肠炎：其发病与免疫功能异常有关。该病表现为腹痛，常较明显，呈绞痛。排便次数可明显增加，但排便量并不明显增多。粪便多为黏液

便、黏液血便或血便。有低烧、无力、消瘦、贫血等症状。病变的部位主要在直肠、左半结肠。病理特征为隐窝脓肿。

②Crohn病：其发病亦与免疫因素有关。该病的表现与溃疡性结肠炎相似，但病变的部位主要在下部小肠及升结肠。病理特征为黏膜下非干酪性肉芽肿。

上述两者病程均较长，统称为炎症性肠病。

③缺血性结肠炎：由于动脉硬化，引起结肠供血不足，导致肠黏膜坏死、溃疡形成此病。病变多发生于脾区结肠。多见于老年人。该病表现为腹痛，可较重，呈间歇性，排便次数增加，粪便有血相混。

④结肠直肠癌：溃疡性结肠癌，特别是直肠癌，可有便血、便脓血，并有频繁的便意，每日排便次数最多可达几十次。其临床表现类似细菌性痢疾，因而易发生误诊。

2.渗透性腹泻

水溶性物质吸收障碍使肠腔中的渗透压升高，影响水的吸收，肠腔中容积增大，肠管扩张，促使肠蠕动加速，而发生腹泻。口服不易吸收的物质，如硫酸镁、甘露醇等，均可引起腹泻。渗透性腹泻每天从粪便中排水量大，多在1 000 mL 以上。在禁食 24 ～ 48 h 后，腹泻可止。

渗透性腹泻的病因主要有以下几种。

（1）消化不良。

①胃源性腹泻：此常见于胃大部切除胃空肠吻合术后并发症、萎缩性胃炎、恶性贫血等。在胃大部切除胃空肠吻合术后，食物在胃内存留时间短，即进入空肠，使空肠扩张，蠕动加速而引起腹泻。

在萎缩性胃炎或恶性贫血时，因胃酸及胃蛋白酶减少或缺乏，在胃中的食物未经充分消化而进入肠道。胃酸减少或缺乏也影响胰液分泌。

②乳糖酶缺乏症：如小肠乳糖酶缺乏，喝牛奶后，因不能使乳糖分解为半乳糖及葡萄糖，故影响乳糖的吸收，使肠腔渗透压升高而发生腹泻。粪便呈水样，有酸臭味。

③胰源性腹泻：由于胰腺的外分泌异常，食物中的脂肪、蛋白质及淀粉不能被充分消化，上述营养物质也就不能在肠道吸收，从而发生腹泻，如慢性胰腺炎、胰头癌等。

④肝胆源性腹泻：此为由于脂肪消化不良引起的一种腹泻，与胰源性腹泻一样都表现有脂肪泻。

脂肪泻粪便腥臭，有泡沫和油脂光泽，在腹泻量大时，有油脂浮于表面，常伴有贫血、出血倾向，低钙血症，舌炎，口角炎等，亦可发生夜盲症。此病由维生素吸收不良所致。

（2）吸收不良。

因肠道吸收不良而引起的腹泻亦属于渗透性腹泻。其典型疾病有以下几种。

①热带吸收不良综合征：发病原因与营养不良及细菌感染有关，见于热带。该病表现为腹泻，粪便量多，并有腹痛、食欲不振、腹胀、无力等。粪便中含有脂肪酸，此病由吸收不良所致。

② Whipple 病：该病表现为腹泻，水样便，或脂肪泻，伴有腹痛、发烧、体重下降。因肠黏膜受损影响脂肪酸的吸收，故发生脂肪泻。

③轮状病毒肠炎：此种病毒性肠炎好发于儿童，其损害肠道黏膜细胞上的微绒毛，使双糖酶产生减少，故发生麦芽糖、蔗糖、乳糖吸收障碍，肠腔中渗透压升高而发生腹泻。

3. 分泌性腹泻

肠黏膜的隐窝细胞为分泌细胞。分泌性腹泻是由小肠病变，使其分泌大量的水及电解质所致。腹泻水分量大。分泌性腹泻可以分为感染性腹泻和非感染性腹泻两种。

（1）感染性分泌性腹泻。其常见于霍乱、副霍乱、产毒性大肠杆菌、沙门菌属等感染。其产生的毒素与小肠黏膜隐窝细胞膜上的受体相结合，使腺苷环化酶的活力增强，细胞内的 CAMP 增加，经过一系列的反应，使隐窝细胞分泌大量水及电解质。粪便呈水样，每日可达几千毫升。

（2）非感染性分泌性腹泻。其常见于心力衰竭、肝硬化等，因肠道静脉压升高，细胞外液容量增大，从而影响水的吸收，发生腹泻。

非感染性分泌性腹泻可见于有分泌激素或其他物质的肿瘤，如胃泌素瘤、胰性霍乱综合征、类癌综合征。其常见于以下几种疾病。①胃泌素瘤。其又称 Zollinger-Ellison 综合征。该病表现为大量胃酸分泌，难治性消化性溃疡及胰腺非 B 细胞瘤，同时可发生水泻。②血管活性肠肽瘤。其又称 Verner-Morrison 综合征。该病表现为水泻、低钾血症、无胃酸。腹泻很重为水泻，每日量可达 3～10 L 之多，故会发生严重的脱水。③类癌综合征。此为内分泌肿瘤，可产生大量血管活性物质，如组胺、前列腺素、血管活性肽等。该病表现为皮肤潮红、哮喘、腹痛、腹泻，粪便量多而呈水样。④结肠、直肠绒毛腺瘤。此种肿瘤可分泌大量含有氯化钠的黏液，发生腹泻。

4.肠道运动功能紊乱所致的腹泻

肠蠕动过快，致使应在肠道吸收的物质未能充分吸收而发生腹泻。此种腹泻多无腹痛，大便较稀，次数较多，无渗出物。此见于甲状腺功能亢进症。肠道易激综合征亦属于此种腹泻，但粪便有白色透明黏液。

（三）诊断要点

1.病史

发病年龄；起病的缓急、病程的长短；是否集体发病；每日排便次数、量、性状、气味；有无食欲不振、恶心、呕吐、腹痛、腹胀；如果有腹痛，应注意腹痛的部位、严重程度，有无放射痛；是否有里急后重；腹泻有无诱因，如饮食、情绪、药物等；有无发烧、盗汗、体重明显下降、心悸、心促。

2.体格检查

营养状态，有无脱水症状，有无水肿；有无口角炎、舌炎，皮肤是否苍白；甲状腺是否肿大，有无杂音、震颤；有无淋巴结肿大，肝、脾肿大；腹部有无包块、压痛、腹肌紧张，肠鸣音是否亢进，有无腹水症状；心、肺有无异常；在必要时，做肛门检查。

3.辅助检查

根据病情可选择以下检查项目。

（1）实验室检查。粪便常规检查；血常规、血沉；血生化检查，包括血清钾、钠、氯、尿素氮、二氧化碳结合力；肠道吸收功能检查，包括 D- 木糖吸收试验、维生素 B_{12} 吸收试验；消化功能试验，如苯甲酰 – 酪氨酸 – 对氨基苯甲酸试验。

（2）影像学检查。①胃肠道 X 线钡剂造影检查：病程较久、经治不愈的慢性腹泻患者应做此项检查。②B 型超声检查：对肝、胆、胰疾病引起的腹泻的诊断有很大帮助。③CT、核磁共振检查：适应证同 B 型超声检查。④纤维内镜检查：若无禁忌，对于胃部疾病、结肠疾病引起的腹泻，此项检查是必不可少的。

九、便秘

（一）概述

便秘是指每周排便次数少于 3 次，伴排便困难、粪便干结。便秘是临床上常见的症状，多长期持续存在，症状扰人，影响生活质量，病因多样，以肠道疾病最为常见，但诊断时应慎重排除其他病因。

（二）病因及发病机制

1. 肠蠕动减慢

例如，食物中纤维太少，食量太小，食物过于精细，饮水过少，不能对肠道产生有效的刺激，肠道蠕动减弱；肠管的张力和蠕动减弱，如老年人胃肠功能衰退，参与排便的肌肉张力低下，长期卧床，消瘦无力，低血钾，甲状腺功能低下，服用抗胆碱类药物等而发生迟缓性便秘。

2. 排出道梗阻

由于直肠盆底肌肉解剖结构或功能异常，如直肠前突、直肠内脱垂，排便时盆底肌不松弛反而收缩，肛门痉挛，耻骨直肠肌痉挛性肥大等原因而引起便秘，统称为出口梗阻综合征。

3. 神经精神因素

患者存在一定的心理障碍，表现出焦虑、抑郁或者较严重的强迫观念，对于外周神经对机体进行大便运动的支配造成抑制作用。当患者发生脊髓脊膜突出、神经或腰骶脊髓受损、脊髓麻醉后结肠张力下降和感受受损等外源性病变时，就会发生排便障碍。肠壁内发生的神经病变也叫内源性病变，以Hirschsprung病为典型，表现为常因胚胎发育异常或结肠直肠、内括约肌肌层缺少结细胞而导致肠管呈收缩性狭窄，尤其近段表现较为明显，内括约肌持续收缩，直肠中有充盈的粪便，患者自出生起就出现顽固性便秘，甚至存在仅在肛门内括约肌肠段缺乏神经节的部分病例，这种成年病例难以被诊断出来。

4. 结肠应激性反应减退

正常情况下，结肠黏膜会在结肠内容物的刺激下发生蠕动，当结肠直肠的应激反应减退时，粪便则会进入直肠中，但并不能使患者产生便意和发生排便动作，如果身体的便意长期被抑制，或因工作压力大、精神过度紧张而忽略了便意，高血钙和甲状旁腺功能亢进均会减退结肠的应激性。如果某人长期服用泻药，结肠平滑肌将逐渐出现萎缩，肌层神经丛遭到破坏，导致便秘加重。

（三）诊断要点

1. 临床表现

可有局部及全身症状。若粪便干结坚硬，则会排便费力，引起肛门疼痛，并发生肛裂及内痔出血。若粪便在直肠停留过久，可致局部炎症，产生下坠感和排便不尽感，并有腹胀及下腹部疼痛。粪便表面附有黏液，有时出现头晕头痛、口苦、食欲不振、乏力等症状。

2. 辅助检查

（1）肛门指诊。其可为肛门及直肠狭窄、内痔、肛裂、直肠癌、肛门括约肌松弛及痉挛、坚硬粪块以及外来压迫等提供诊断线索。

（2）实验室检查。除粪便常规、潜血试验检查外，还要注意粪便形状、有无脓血和黏液及显微镜下所见，在必要时，做大便培养。

（3）影像学检查。

X 线检查：消化道钡剂透视对了解产生幽门梗阻等的原因有帮助。在结肠病变时，可做钡灌肠，以排除器质性病变。

纤维内镜检查：胃镜、小肠镜检查和活检对胃及肠腔器质性疾病有确诊价值。

十、黄疸

（一）概述

由于血液中胆红素浓度增高，皮肤、巩膜、黏膜及某些体液发黄。正常血液总胆红素浓度为 $2 \sim 17$ μmol/L，当超过 51 μmol/L（3 mg/dl）时，临床上出现黄疸。如果血液中胆红素已增高，而临床上未出现黄疸，此种情况称为隐性黄疸。在大多数情况下，黄疸考虑为胆汁淤滞。胆汁淤滞可能为肝脏排泄功能受损或胆管阻塞性疾病。

（二）病因

1. 肝外阻塞

胰头癌、壶腹周围癌、胆管周围淋巴结癌肿转移等可引起胆总管阻塞或压迫胆总管，导致阻塞部位上端的胆管压力增高，肝内胆管胆汁淤积，肝内小胆管或微细胆管、毛细胆管发生破裂，胆汁进入血液，血中直接胆红素增高，引起黄疸。

2. 肝内阻塞

由原发性肝癌侵犯肝内胆管所致。

3. 肝细胞性黄疸

由肝癌导致肝细胞广泛损害、坏死，因此肝脏对胆红素的摄取、结合、排泄发生障碍，导致血中直接胆红素和间接胆红素浓度增高，从而出现黄疸。

（三）诊断要点

1. 病史

根据血清胆红素的性质将黄疸分为以间接胆红素为主、以直接胆红素为主两类。前一类属于溶血性黄疸及一部分肝性黄疸，根据家族史及相应的化验材料不难做出诊断。但成人中的非结合性胆红素增多症或肝炎后胆红素增多症比较常见，易误诊为溶血性黄疸。其特点是不贫血，尿中胆红素为阴性，但尿胆原也为阴性（与溶血不同）。后一类是由肝病及肝外疾病引起的，需根据详细病史、体检及相应辅助检查材料，综合分析做出诊断。

常见的肝病有肝炎及肝癌，还有药物性黄疸、妊娠黄疸、酒精性肝病、手术后黄疸、原发性胆汁性肝硬化等。这类病人除肝炎、肝癌及胆汁性肝硬化外，都有较明确的病史。肝炎在黄疸出现前有食欲不振、恶心、乏力等症状。黄疸病人如有肝炎病史，最近肝明显增大，质硬，有结节，应考虑肝癌的可能性。对于毛细胆管性肝炎，肝肿大不明显；对于胆汁性肝硬化，肝明显肿大，后期可有脾大。原发性胆汁性肝硬化在国内较少见，发病隐袭，病程长，黄疸可以波动，抗线粒体抗体可以阳性。至于肝外梗阻性黄疸，常见的有胆石、肿瘤、急性与慢性胰腺炎。胆石症的病史比较典型，诊断并不困难。胰头癌的黄疸为渐进性，常不缓解，病后 1 ～ 2 个月胆红素可达 342 ～ 513 μmol/L，50% 的病人无症状，50% 的病人有上腹痛或腰背痛、食欲减退、消瘦、无力等症状。胆囊增大多见于肝外梗阻，特别是壶腹癌和胰头癌。

2. 临床表现

（1）皮肤颜色。胆汁淤积性黄疸持续时间较长者的皮肤呈黄绿色、深绿色或褐色，并可见巩膜黄染。

（2）尿、粪改变。患者尿色加深，呈浓茶色；粪色变淡，甚至呈灰白色或陶土色。

（3）胆盐血症。胆盐排泄受阻滞留于身体内导致胆盐血症，主要表现为皮肤瘙痒、心动过缓、腹胀、脂肪泻、夜盲症、乏力、精神萎靡和头痛等。

（4）体征。肝癌者可见肝脏显著肿大，质坚硬并有压痛，表面有不规则结节；癌性阻塞性黄疸者可见胆囊肿大、质软、表面光滑，可移动并无压痛。

3. 辅助检查

（1）实验室检查。血液检查，如全血细胞计数、红细胞计数、网织红细胞计数及周围血涂片检查可以提示为溶血或无效红细胞生成。最重要的实验室检查是转氨酶检查，在肝细胞坏死时，主要是转氨酶升高。碱性磷酸酶、5'- 核苷酸磷酸酶及亮氨酸氨基肽酶是胆小管酶，在胆汁淤滞时，主要是这些酶升高。血清转氨酶升高大于正常值 5 倍，伴有轻度碱性磷酸酶升高是弥漫性肝细胞病的特点，如病毒性肝炎。碱性磷酸酶明显升高（大于正常 3 倍）提示为胆汁淤滞存在。

（2）影像学检查。

B 超：简便易行，无痛无创伤，无禁忌证。除能直接显示扩张胆管、胰管外，还能发现肿块的部位，可反复检查，一般推为首选。但检查可出现假阴性，一般多因肥胖、肠腔积气过多、大量腹水或病灶小而影响观察。

ERCP：能准确显示出胰、胆管全貌，梗阻部位，并能观察十二指肠乳头情况，对确诊壶腹癌以及胰头癌浸润壶腹部意义很大。其主要缺点是在检查时，病人较痛苦，极少数病人造影剂注入后难以引流，有发生化脓性胆管炎的可能。近年来开展的胆管内、外引流有利于减少这一并发症的发生。

PTC：为有创伤性检查，并发症相对较多，加之近年来 ERCP 造影诊断和治疗技术提高，其应用受到一定限制，仅用于 ERCP 检查失败者。PTC 除能直接显示胆管系统外，还能引流胆汁。其与 ERCP 合用，能确定肝外胆管癌的部位和梗阻范围。

CT：除能发现胰、胆管扩张外，还能清楚地显示肿块的部位、范围、浸润情况及有无周围组织、淋巴结的转移，有利于选择最佳治疗方案，且无痛无创伤，往往用于 B 超或 ERCP 不能确诊时。但 CT 也可出现假阴性，一般发生于胆管不扩张，如硬化性胆管炎或肝硬化。

十一、消化道出血

（一）上消化道出血

1. 概述

上消化道出血指的是 Treitz 韧带以上部位的胃肠道出血，包括食管、胃、十二指肠或胰胆等病变引起的出血，胃空肠吻合术后的空肠病变出血亦属于这一范围，胃十二指肠相邻的组织器官出血破溃进入上消化道也属于上消化道出血，其临床主要表现为呕血及黑便。呕血是指患者呕吐出血液，黑便则指患者排出柏油样黑色粪便。

根据病情缓急程度，临床上将上消化道出血分为急性大量出血和慢性出血。慢性出血是指肉眼能观察到鲜红、咖啡色呕吐物或黑色粪便，但无循环障碍的表现；急性大量出血一般指在数小时内的出血量大于 1 000 mL，或大于循环血量的 20%。

2. 病因

（1）食管癌。食管癌可以引起食管出血，其出血往往在较晚期出现。一般为小量的持续性出血，以呕血为主，但少数病例也会发生急性大出血。

（2）胃癌。胃癌是我国消化道恶性肿瘤中排名第一位的恶性肿瘤，上消化道出血的发生率约为 30%。多数为少量出血，当肿瘤侵及较大血管时，可发生大量呕血或黑便。患者常伴有消瘦，左锁骨上淋巴结肿大、上腹包块等。

（3）胰腺癌。胰腺癌往往引起胆道出血，其出血可由肿瘤本身的破溃、脱落，侵犯周围脏器所致，也可由胰腺体、尾部肿瘤阻塞脾静脉导致脾大、食管静脉曲张所致。

（4）胆囊癌和肝癌。可因肿瘤破溃至胆道而导致胆道出血，较少见。

（5）血液病。白血病、再生障碍性贫血等均因凝血功能障碍，可发生胃肠道出血，通过外周血检查及骨髓等方面检查可以明确诊断。

（6）化学治疗。因化学药物治疗过程会杀死大量正常或肿瘤细胞，促进体内促凝血物质或似血栓形成物的释放，进而发生弥散性血管内凝血（DIC），诱发上消化道出血。

（7）放射治疗。多见于因胸部照射后上消化道黏膜发生糜烂、溃疡。

3. 诊断要点

（1）病史。呕血前是否有恶心、干呕；呕血的次数、量、颜色、有无食物；有无便血、便血的次数、便血量、粪便的颜色；有无反酸、烧心、吞咽困难；有无头晕、眼黑、四肢冷、出冷汗、心悸；近期体重有无改变；有无嗜酒、有无长期服用某些药物。

（2）临床表现。上消化道出血常有呕血及黑粪发生。一般来说，幽门以下出血可有黑粪，幽门以上出血常有呕血，有黑粪者可无呕血，但有呕血者均有黑粪。呕出血液的颜色主要取决于血液在呕出前是否经过胃酸的作用。如果出血量多且血液在胃内滞留时间短，常呈暗红色血块或为鲜血；如果血液在胃内经胃酸充分作用，则呈黑褐色。上消化道出血，血液通过肠道，经肠道细菌的作用，血液中的铁变成硫化铁，结果呈黑粪。

上消化道出血，当短时间内出血量达 250～300 mL 时，即可引起呕血。出血量不超过 400 mL，循环血容量的减少可很快被肝脾贮血和组织液补充，常无特殊临床症状；当出血量超过 400 mL 时，可出现临床症状，如贫血、肢体冷感、头晕、口渴及血压降低等；当大量出血达全身血量的 30%～50% 时，即可产生休克。

大出血后由于周围血管收缩与红细胞重新分布等生理调节，患者血红蛋白、红细胞和血细胞压积等数值常无变化。经过一段时间后，大量组织液（包括水分、电解质、蛋白质等）渗入血管内，补充失去的血浆容量，此时出现血红蛋白和红细胞因稀释而数值降低。上消化道大出血后，由于血红蛋白消化产物在肠道吸收，可引起氮质血症。一次大出血后，血中尿素氮于 24～48 h 内可达高峰，为 10.7～14.3 mmol/L。

（3）体格检查。在进行体格检查时应注意以下几点：神志及营养情况；皮肤有无出血点、黄疸、皮疹，是否苍白；有无肿大的淋巴结；注意有无口腔、鼻腔及咽部疾病；心率的快慢、心律是否整齐；腹壁静脉有无怒张，肝、脾是否肿大，腹腔有无肿物，有无腹水征；下肢有无水肿，手脚是否发凉、发绀；测血压，测体温。

（4）辅助检查。根据病情可选择做下述检查。

实验室检查：①血常规、血型、血沉；②出血、凝血试验，3P 试验，血纤维蛋白降解产物（FDP）；③血清钾、钠、氯、尿素氮、二氧化碳结合力；④肝、肾功能。

特殊检查：①纤维内镜检查，若无禁忌证，做内镜检查对确诊呕血的病因诊断很有帮助；② ERCP 检查，在怀疑为胰腺、胆管出血时，对诊断出血的病因有帮助；③ B 型超声检查，对肝、胆疾病的诊断亦有帮助。

（二）下消化道出血

1. 概述

下消化道出血是指 Treitz 韧带以下的消化道出血。下消化道出血的患病率不及上消化道，但临床也常发生，其诊断比上消化道出血困难，易漏诊和误诊。空肠和小肠出血较大肠出血少见，诊断最困难。

2. 病因与发病机制

引起下消化道出血的最常见原因为大肠癌和大肠息肉，肠道炎症性病变次之，其中肠伤寒、肠结核、溃疡性结肠炎、Crohn 病和坏死性小肠炎有时可发生大量出血。隐源性的下消化道出血多为小肠肿瘤、Meckel 憩室和血管病变。老年人发生的结肠血管扩张常不易诊断。

3. 诊断要点

（1）临床表现。粪便颜色和性状：血色鲜红，附于粪便表面，多为肛门、直肠、乙状结肠病变；便后滴血或喷血常为痔或肛裂。右侧结肠出血为暗红色或猪肝色，若停留时间长，可呈柏油样便。小肠出血与右侧结肠出血相似，但更易呈柏油样便。黏液脓血便多见于菌痢、溃疡性结肠炎；大肠癌，特别是在直肠、乙状结肠癌合并感染时，亦可出现黏液脓血便。阿米巴痢疾呈果酱样便，坏死性肠炎呈暗红色水样便。

（2）辅助检查。

第一，实验室检查。①粪便检查。观察粪便的颜色、性状及气味。粪便常规检查，疑为血吸虫病者可做孵化试验，并做直肠黏膜活检压片检查虫卵。常规致病菌培养，在必要时，做厌氧菌培养。②疑为伤寒，做血培养及肥达试验；疑为结核，做 PPD 皮试及血 PPD 抗体；疑为全身性疾病，要做相应检查。

第二，纤维结肠镜检查。其是诊断大肠及回肠末端病变的首选检查方法，优点是敏感性高，可发现活动性出血，结合活检病理检查可判断病变性质。由于技术的改进，熟练的医生可在短时间内完成检查，病人多可承受，也基本安全。它分为紧急纤维结肠镜检查和硬式乙状结肠镜检查两种。

第三，X 线检查。X 线钡剂灌肠用于诊断大肠、回盲部及阑尾病变，一般主张进行双重气钡造影。其优点是基层医院已普及，病人较易接受；缺点是对较平常的病变、较轻的炎症性病变容易漏诊，有时无法确定病变性质。因此，对 X 线钡剂灌肠检查阴性的下消化道出血患者需进行纤维结肠镜检查，对已做纤维结肠镜全结肠检查的患者则不强调 X 线钡剂灌肠检查。

十二、肠梗阻及护理

（一）概述

肠梗阻指肠内容物在肠道中通过受阻，引起腹痛、呕吐、腹胀和停止排气、排便的临床综合征。肠梗阻为常见的急腹症之一，由多种因素所致。

（二）病因

1. 癌性病因

常见合并肠梗阻的癌症为腹腔及骨盆腔的肿瘤，主要包括以下几种：①肠道内肿瘤异常增生阻塞肠道；②肠外肿瘤扩散、转移造成肠道被压迫；③肿瘤细胞浸润肠道的肌肉和神经造成肠道蠕动障碍，引起动力性肠梗阻；④肿瘤伴有的腹水或细菌感染产生的内毒素等会影响血液循环导致肠道血流增加、肠壁血管充血、水肿，从而引起肠梗阻。

2.非癌性病因

抗肿瘤治疗也会导致肠梗阻的发生。

（1）放射治疗。肿瘤患者在接受放射治疗时，放射线本身会引起肠道壁肥厚或损伤，导致肠梗阻；部分患者放疗后会引起迟发型肠道纤维化，尤其在小肠部位，会导致肠梗阻。

（2）手术治疗。术后患者会因肠粘连、肠道狭窄及腹内疝等导致肠梗阻。

（三）诊断要点

1.临床表现

各种类型肠梗阻病理变化有所不同，主要有肠积液、积气致使肠膨胀。肠膨胀引起的反射性呕吐会导致体液、电解质丢失，酸碱平衡紊乱，继而导致血容量降低、肠壁血供障碍和继发感染，最后出现毒血症。

（1）腹痛。对机械性肠梗阻者，梗阻部位的强烈肠蠕动常表现为阵发性绞痛。如果出现疼痛加剧、间歇时间缩短或表现为持续性、阵发性加重，则要警惕绞窄性肠梗阻的发生。麻痹性肠梗阻者则无疼痛或仅有不适感，少数有轻度疼痛。

（2）呕吐。肠梗阻患者在早期即可发生呕吐，但呕吐发生的时间、频率视梗阻部位而定。一般梗阻部位愈高，呕吐出现愈早、愈频繁。梗阻的部位不同，呕吐物的内容也不同。胃梗阻引起的呕吐物为胃液和未消化的食物残渣；小肠高位梗阻，呕吐物含大量胆汁；远端小肠梗阻，呕吐物颜色从黄色到棕绿色，并有粪臭味；肠管有血运障碍时，呕吐物为血性液体。

（3）腹胀。一般在梗阻发生一段时间后才开始出现腹胀，其程度与梗阻部位有关。高位梗阻腹胀不明显；麻痹性肠梗阻以腹胀为主，表现为弥漫性肠腔积气，全腹膨隆；机械性肠梗阻引起的腹胀多为不对称、局限性腹部膨隆。

（4）停止排便、排气。在梗阻初期或不完全性梗阻时，可有少量的排气和排便；在完全性梗阻发生后，排便和排气即停止；在高位肠梗阻时，梗阻下方肠腔内的气体和粪便仍可排出。

（5）腹部体征。可见肠型和蠕动波；可触及腹部包块，腹部压痛、反跳痛；腹部有移动性浊音；可听及肠鸣音亢进、气过水声或肠鸣音减弱甚至消失。

2.辅助检查

（1）实验室检查。①血常规检查：绞窄性肠梗阻可出现白细胞、中性粒细胞计数增加；②血液生化检查：用于判断有无电解质紊乱；③粪便隐血检查：

当肠道血运发生障碍时，粪便中可含大量红细胞或粪便隐血试验阳性；④肿瘤标志物检查：甲胎蛋白（AFP）、癌胚抗原（CEA）、癌糖类抗原19-9（CA19-9）、癌糖类抗原50（CA50）等升高者可提示为消化道肿瘤；⑤尿常规检查：血液浓缩尿比重增高。

（2）X线检查。X线腹部平片检查可见梗阻近端肠襻有明显扩张；立位平片可见肠内有液平面。影像学检查有助于鉴别不同梗阻部位和梗阻的病因。

第三节 消化系统肿瘤的常用检查技术

一、体格检查

对患者进行全面、准确、系统、细致的体格检查既是做出正确诊断的前提，也是必要条件。查体手法不全面或不正确就很可能导致误诊、漏诊。人的机体是一个有机的、互相关联的整体，消化系统所表现出的症状也可能由其他的系统疾病引发。例如，肝区压痛、淤血性肝肿大等症状可能由肺心病诱发的右心衰竭导致，因此在对病人进行体格检查时必须做到全面、系统。

（一）一般检查

以视诊为主要内容，包括病人的性别、年龄、体温、呼吸、脉搏、血压、发育与营养、面容表情、体位姿势、步态、皮肤、淋巴结。

（1）皮肤。皮肤的改变既可以是全身性的，也可以是局部性的，应当注意全面检查。例如，面、颈、手背、上胸及肩背部的蜘蛛痣可能是肝病的一个体征，也可见于健康的妊娠期妇女。皮肤、黏膜黄染可以是生理性的，也可以是病理性的；可能是先天性的，也可能是获得性的，应当结合病史具体考虑。

（2）淋巴结。注意有无全身性或局部性的淋巴结肿大。一般肺癌多向右侧锁骨上淋巴结转移，胃癌、食管癌则多向左侧转移，称为 Virchow 淋巴结。当患淋巴结结核、淋巴结炎时，可见局部淋巴结肿大；当患白血病、淋巴瘤、传染性单核细胞增多症时，可见全身性淋巴结肿大。

（3）面容表情。患慢性肝病时，常见患者面色晦暗、憔悴，有不同程度的色素沉着，称为肝病面容。出现大出血或急性腹膜炎时，患者面色苍白或铅灰，表情淡漠，称为病危面容或 Hippocrates 面容。

（4）体位。出现急性腹膜炎时，可见强迫仰卧位；出现胆石症、胆管蛔虫症时，可呈辗转体位。

（二）胸部检查

（1）视诊。注意胸部的外形、轮廓、呼吸运动及心前区有无异常搏动。

（2）触诊。检查呼吸动度、触觉语颤是否对称以及有无胸膜摩擦音。

（3）叩诊。注意肺的上下界及移动范围、心界大小有无异常、是否有异常叩诊音存在。

（4）听诊。注意有无呼吸音增强或减弱及其他改变，是否存在管状呼吸音、干湿性啰音、胸膜摩擦音、羊鸣音、耳语音等。心脏的听诊应当注意心率快慢，有无心音改变、额外心音、杂音及心包摩擦音。

（三）肛门直肠检查

（1）视诊。主要观察肛门及其周围皮肤的颜色，有无脓血、肛裂、外痔、瘘管、脱肛等病变。

（2）触诊。即直肠指诊，应注意肛管及直肠内壁是否光滑，有无肿物及波动感，是否伴有触痛等。如果有柔软光滑的肿物，多为直肠息肉；如果包块坚硬，并且表面凸凹不平，则考虑直肠癌；触痛则多见于肛裂、肛门直肠脓肿等。

（四）腹部检查

整个腹部区域常用九区法或四区法进行划分。九区法是分别由连接两侧第十肋下缘及两侧髂前上棘作两条连线，再通过两侧髂前上棘至前正中线之中点作两条垂直线，从而将上、中、下腹部各分为左、中、右三部分，共九个区域。四区法则是以脐为中心，分别作垂直线与水平线，将腹部分为右上、右下、左上、左下四个区域。

1. 视诊

视诊的主要内容包括腹部的外形、呼吸运动、腹壁静脉、胃肠型和蠕动波及其他情况。光线最好来自头方，医师站在病人的右侧，自上向下视诊。

（1）外形。正常人腹部平坦，两侧对称，平卧时稍凹陷，站立时稍隆起。当病人过度肥胖、大量腹水、急性胃扩张、腹腔胀气、腹腔内有巨大肿块等时，可见腹部膨隆；当病人极度消瘦或严重脱水时，可见腹部凹陷，严重者呈"舟状腹"。

（2）呼吸运动。正常情况下，男性以腹式呼吸为主，成年女性和小儿则以胸式呼吸为主。当腹腔内有炎症而刺激腹膜，或因大量腹水及其他原因导致腹腔内压力上升，使膈肌运动受限时，可见腹式呼吸减弱或消失。

（3）腹壁静脉。正常人腹壁静脉一般不明显，当门静脉或上、下腔静脉回流受阻时，由于侧支循环形成，则可导致腹壁静脉显露或曲张。通过检查腹壁静脉的血流方向，可以初步判断出静脉阻塞的部位，检查方法如下：将食指和中指并拢压在一段无分支的静脉上，然后保持一指不动，另一指压紧静脉血管向外滑动，挤出该段静脉内的血液，至适当距离后放松该手指，另一指紧压不动，观察静脉是否迅速充盈，即可判断出血流方向。在门脉高压时，曲张的静脉以脐为中心向四周伸展，血液向上流入胸壁静脉和腋静脉，向下流入大隐静脉；在下腔静脉阻塞时，血液向上流；在上腔静脉阻塞时，血液向下流入腹壁静脉和大隐静脉。

（4）胃肠型和蠕动波。正常时腹部一般看不到胃肠型和蠕动波，当胃肠道梗阻时，可见胃肠型，同时可见到蠕动波，但在肠麻痹时，蠕动波消失。

（5）其他情况。比如，左腰部皮肤发蓝、绿、棕及大片不规则瘀斑（Grey-Turner 征）和脐周皮肤发青蓝（Cullen 征）可见于急性出血坏死性胰腺炎。

2. 触诊

触诊为腹部检查的主要方法。在触诊时，应让患者仰面平卧，两手自然放于躯干两侧，双腿屈起并稍分开，使腹肌松弛，采用平静腹式呼吸。医师在检查时应当先轻后重，自左下腹开始逆时针检查腹部各区域，边触诊，边观察病人的表情和反应。触诊的内容如下。

（1）腹壁紧张度。正常人腹壁柔软。在气腹或腹腔内大量积液时，腹壁张力增加，但无压痛和肌紧张，称为腹部饱满。在发生急性腹膜炎时，腹肌痉挛导致腹壁强直、僵硬，称为"板状腹"；在发生结核性腹膜炎时，腹壁柔韧，有"揉面感"。局部性的腹壁紧张多由相应部位的脏器炎症所致。

（2）压痛和反跳痛。正常时腹壁无压痛，当腹腔内有炎症、肿瘤、破裂、出血、扭转等病变时，可出现压痛，若同时伴有反跳痛，则表明腹膜壁层也受累及。

（3）肝脏。正常人的肝脏在肋缘下，一般触不到，瘦长体型者在深吸气时可能触及，但在右肋缘下 1 cm 以内、剑突下 3 cm 以内。如果超出上述范围，而肝上界正常或下移，则为肝肿大。在触摸肝脏时，应当注意肝脏的质地、表面、边缘，有无压痛及搏动，是否有摩擦感及肝震颤，综合做出判断。在用力压迫肿大的肝脏时，如果颈静脉怒张更明显，则称为肝颈静脉回流征阳性，是右心衰竭的体征之一。

（4）脾脏。正常时触不到，如果触到，则说明脾至少已经增大1倍。在深吸气时，脾下缘不超过肋下2 cm，称为轻度脾肿大；如果超过2 cm，但在脐水平线以上，称为中度肿大；超过脐水平线或前正中线则称重度脾肿大或巨脾。在触及脾时，也应当注意其质地、表面及有无压痛、摩擦感等。

（5）胆囊。正常时由于胆囊位于肝脏之后，因此触不到。当肿大时，可在右肋下腹直肌外缘处（胆囊点）触及。如果胆囊尚未肿大至肋缘以下，可将左手掌平放于患者右肋下，以拇指指腹勾压于胆囊点，嘱患者缓慢深吸气，若在吸气过程中因疼痛而停止，则称为墨菲征阳性，是急性胆囊炎的表现。当患胰头癌时，如果有胆囊的无痛性肿大伴渐进性黄疸加深，则称为Courvoisier征。

（6）胰腺。正常时不能触及，但患急性胰腺炎时，上腹中部及左上腹可有横行的带状压痛区，而患慢性胰腺炎时，可能在该部触及横行索条状质硬肿物，移动性差。由于胰腺在胃后方，应注意与胃壁肿物相鉴别。

（7）肾脏。正常时不易触及。如果在深吸气时，可触及1/2以上的肾，则称为肾下垂。

（8）腹部包块。应当正确区分腹腔脏器和病理性包块，后者主要包括炎性肿块、肿瘤、囊肿、肿大的淋巴结以及扭转的肠管或异物等。在触摸上述包块时，应当注意判断包块的位置、大小、形态、质地等，以及有无压痛、搏动及移动度如何等。

（9）液波震颤。仅当存在3 000～4 000 mL以上的大量腹水时才出现。

3. 叩诊

直接叩诊法可用于判断大量腹水的存在，间接叩诊法则能比较可靠地叩知某些脏器的大小以及腹腔内积气、积液和包块的情况等。

（1）肝脏及胆囊的叩诊。分别沿右锁骨中线、右腋中线和右肩胛线，自肺区向下叩诊，呈浊音处为肝上界（肝脏相对浊音界），呈实音处为肺下界（肝脏绝对浊音界）。由腹部鼓音区沿右锁骨中线和前正中线向上叩，呈浊音处，即肝下界。一般叩得的肝下界比触得的肝下界高1～2 cm。右锁骨中线上肝脏上下径正常值为9～11 cm。

正常情况下，叩诊不能确定胆囊大小，但胆囊区叩击痛为胆囊炎的重要表现之一。

（2）脾脏和胃泡鼓音区的叩诊。正常时，脾脏浊音区位于左腋中线第9～11肋，宽4～7 cm，前方不超过腋前线，当脾肿大时，脾浊音界扩大。

胃泡鼓音区是左前胸下部肋缘以上的一个半圆形鼓音区，其大小受胃泡含气量和周围器官病变的影响。

（3）移动性浊音。它是指在仰卧时，腹部两侧为浊音，中部为鼓音，而在侧卧时，有浊音区下移、鼓音区上移的现象。这种方法可查出腹腔内 500 mL 以上的游离腹水。

（4）肾区肋脊角处叩击痛的出现。肾炎、肾盂肾炎、肾周围炎及肾脏结核、结石等疾病的表现。

4. 听诊

（1）肠鸣音。正常时，4 ~ 5 次 /min，以脐部最明显。超过 10 次 /min，称为肠鸣音活跃，主要见于急性肠炎或胃肠道大出血。如果同时音调高亢、响亮，似气过水声，则称为肠鸣音亢进，可见于机械性肠梗阻。如果持续 3 ~ 5 min 仍然听不到肠鸣音，则称肠鸣音消失，见于肠麻痹或急性腹膜炎等。

（2）水坑征。患者取肘膝位，腹部以脐部最低，听诊器体件贴于脐部，用手指在一侧腹壁轻弹，同时将体件轻移向对侧腹部，当听到声音突然变响处，即腹水边界。此法可查出 100 mL 左右的少量腹水。

（3）血管杂音。当门脉高压时，由于脐静脉开放，可在脐部听到连续嗡嗡样的静脉杂音，称为克鲍氏综合征。当肝右叶癌肿压迫腹主动脉或肝动脉时，可在包块上方听到收缩期吹风样血管杂音。

（4）摩擦音。患肝周炎、脾周围炎、脾梗死或胆囊炎时，如果累及局部腹膜，可在相应部位闻及摩擦音。

（5）搔弹音。听诊器体件放在剑突下肝左叶上，右手指沿右锁骨中线自脐部向上轻弹或搔刮，声音明显增强处即肝下界。

二、液体活检

液体活检定义为对非固体生物组织的取样和分析，如血液和大多数其他体液（如尿液、唾液、腹胸水或脑脊液）。这是一种快速和非侵入性的替代组织活检的方法，并在纵向评估肿瘤（消化系统肿瘤、肺癌等）的筛查、诊断和监测方面具有优势。

（一）CTC

CTC 从原发肿瘤实体或转移病灶脱落后，通过血管和淋巴管释放到患者的血液中，CTC 被描述为原始肿瘤的种子，有可能生长成新的转移灶。大多数 CTC 会在数小时内死亡，只有小部分可达转移部位，并在临床症状出现前保持休眠状态，然后在适当条件下恢复，从而发生转移，导致肿瘤发病。CTC 计数在包括消化系统肿瘤在内的不同肿瘤中具有预后价值。此外，CTC 中基因突变和蛋白表达的信息是肿瘤筛查、治疗反应评估和生存预测的一个重要标志，如结肠直肠癌有体细胞遗传变异，包括单核苷酸变异和较大体细胞结构变异。

（二）ctDNA

ctDNA 通过主动和被动机制从实体瘤释放到血液中，部分是由细胞坏死和凋亡引起的，且发生在肿瘤任何阶段。ctDNA 与其衍生肿瘤细胞具有相同的遗传信息，包括点突变、甲基化、重排、单核苷酸变异和基因拷贝数变异。与CTC 相比，ctDNA 半衰期相对较长，因此在反映肿瘤异质性方面具有优势。

（三）细胞外泌体

外泌体是磷脂双层纳米囊泡，直径 30 ～ 150 nm，由包括癌细胞在内的各种细胞类型分泌且存在于许多生物液体中。外泌体可利用各种机制进入受体细胞，如结合细胞表面受体、与质膜融合以及通过内吞作用内化。其包含一系列分子，包括蛋白质、脂质和不同类型的核酸，并通过生物活性载体的转移在细胞间通信中发挥重要作用。外泌体数量及其核酸突变及蛋白质表达变化可用于肿瘤诊断和预后监测。

（四）ctRNA

ctRNA 已被发现存在于血液循环中，且一定程度上具有作为癌症生物标志物的潜力。与 DNA 相比，循环 RNA 不稳定，半衰期较短，因此 ctRNA 主要检测目标是 mRNA 片段和 miRNAs。此外，lncRNA、circRNA 和 tRNA 衍生片段（tRF）在癌症诊断和治疗监测中具有作为新的生物标志物的潜力。外周血和其他体液中 ctRNA 的广泛分布使其成为液体活检的优越生物标志物。

三、影像学检查

（一）X 线钡餐检查

消化道的功能复杂、个体差异大、邻近器官多，故熟练掌握解剖特点、检查方法和注意事项非常重要。较常用的方法有以下几种。

1. 口服钡餐检查

钡餐检查因其简便易行、观察范围广、安全可靠、无痛苦，既可显示病变的形态结构，又可分析消化道的功能，目前仍是检查胃肠道疾病的重要方法。

（1）检查前的准备。食管检查的病人一般不需要准备，但梗阻较重者检查前 6 h 内禁食水。胃肠道检查的病人应在 6～12 h 内禁食，并停服不透 X 线或影响胃肠道功能的药物，一般多在前一日晚饭后不再进食，于次日晨至放射科检查室；下午检查者，可于清晨进少量易消化的饮食后禁食。

（2）钡剂的配制。经多年实践证明，硫酸钡具有密度高、颗粒细、易生产、肠道基本不吸收、成本低、对肠道生理功能干扰小、化学性能稳定等优点，已被广泛应用。胃肠道造影检查的钡水比例一般约为硫酸钡 150 g ：水 200 mL，并加入阿拉伯胶粉 2 g（先将阿拉伯胶粉用少量水调成糊，再用开水调均，然后加入硫酸钡调匀）。食管造影多用浓稠钡剂，钡水比例一般为 7 ：3。在实际工作中，由于检查部位和检查目的不同，配制比例可按要求进行适当调整。

（3）检查方法。检查前应全面、细致地了解患者的病史，同时对患者的腹部及胸部进行必要的常规透视体检，以便查出异物、钙化的肠系膜淋巴结或者不透 X 线的结石等。如果发现患者胃内存在大量的潴留液不适合服用钡餐进行检查，应先将潴留液抽吸后或换个日期检查。如果患者出现气腹或肠道内有液平面，也不适合做钡餐检查，应及时采取其他检查手段。如果患者久病体弱或患有急性胃肠道出血，或病情危重且急需检查，应将抢救应准备的设备器材、方案等在检查之前准备妥当，在进行检查时应尽可能动作准确、轻柔，尽可能用最快的速度完成检查，并得到结论。

病人在透视下口服钡剂后，医生应在不同体位有顺序地观察食管、胃、小肠等器官，根据需要在不同的间隔时间进行复查。在整个检查过程中，应详细观察胃肠道的位置、大小，黏膜皱襞形态、走行，胃肠道的蠕动、动力、张力，管壁的柔韧性、移动度等。既要观察黏膜像，又要分析充盈像进行摄片，在必要时，还应在感兴趣区进行局部摄片，以便了解局部的细节。有时依据胃肠道的张力和功能需要，在造影检查中，还可以给予一定的药物，如肌注新斯的明可以增强胃的蠕动和紧张力，有助于判断病变的性质和促进钡剂的排泄。如果有贲门、幽门痉挛，胃内分泌液增多，胃张力过高，十二指肠激惹征等导致充盈不良，可给予解除痉挛的药物，如皮下注射阿托品 0.3～0.5 mg 或 654-2 等药物，可获得较满意的诊断效果。

（4）钡餐造影的禁忌证。高度怀疑肠梗阻及胃肠穿孔的患者不适用。

2. 钡灌肠检查

钡灌肠检查是指用混合硫酸钡制剂自直肠逆行灌入结肠，用以观察结肠形态、黏膜、走行及其与周围结构的关系的一种方法。近年来的气钡双重造影使检出微小病变成为可能。

（1）检查前的准备。于检查前 1 ～ 2 d 食用少渣或无渣饮食，检查前的晚上口服缓泻药，当天上午再做 1 ～ 2 次清洁灌肠，待 1 ～ 2 h 肠道水分吸收、功能恢复后，即可做钡灌肠检查。

（2）钡剂的配制。灌肠造影医用硫酸钡，一般钡∶水约为 1∶3 或 1∶4，加用阿拉伯胶粉 10 g，与配制钡餐的方法相同，配好后将其盛于灌肠筒或灌肠器内。

（3）胸腹部进行常规透视。在透视下插入肛管或双腔气囊管，采用沿直肠、乙状结肠和降、横、升结肠由下而上逐渐充盈的方法，仔细观察全部结肠扩张情况，至钡剂到达盲肠或回肠末端为止。然后，在被检查者将钡剂排出后观察其黏膜皱襞情况。在气钡双重造影时，先注入少量钡剂，再注入空气，在透视下令病人转换体位，使附着于肠壁的钡剂同肠腔内空气形成双重对比，观察内腔和黏膜的细节。

（4）钡灌肠检查的禁忌证。气钡双重造影在溃疡性结肠炎急性发作时或疑有小肠坏死时不能应用，因为有造成穿孔的危险。

（二）超声检查

超声诊断由于设备不似 CT 或 MRI 设备那样昂贵，可获得器官的任意断面图像，还可观察运动器官的活动情况，具有成像快、诊断及时、无痛苦与危险的优点，属于非损伤性检查，在临床上应用已普及，是医学影像学中的重要组成部分。不足之处在于图像的对比分辨力和空间分辨力不如 CT 和 MRI 高。

超声对心、腹部和盆部器官肿块的检查应用较多。例如，对肝癌、肝血管瘤、肝硬化、胆囊、胆管肿瘤、胰腺、肾、膀胱、前列腺、肾上腺、子宫、卵巢肿瘤的检查，对眼、甲状腺及乳腺肿瘤的检查，以及对软组织肿瘤的检查诊断都有相当的价值。在超声检查时，良恶性肿块有不同表现，其鉴别要点如表 2-1 所示。

表 2-1　超声对良恶性肿块的影像学鉴别要点

鉴别要点	良　性	恶　性
外形	规则，前后径大于左右径	不规则，分叶状，一般左右径大于前后径
边界回声	有边界回声，且边界回声完整、明亮	无边界回声或形态不规则，周围有低或无回声的"声晕"

续　表

鉴别要点	良　性	恶　性
内部回声	回声均匀	回声不均匀
后方回声	增强	减弱
声学造影后回声	减弱	增强
彩超肿块供血情况	无变化	周围血流丰富，为高速低阻动脉血流频谱

近年来，采用微波超声造影成像技术结合高频、超高频超声探头对管腔内肿瘤进行诊断和临床分期取得了明显进展。目前认为腹部超声、腔内超声对胃癌、大肠癌、前列腺癌、阴道癌、宫颈癌的临床分期有重要的意义。

应当指出，超声诊断也有其局限性。由于超声的物理性质，超声对骨骼、肺和胃肠的检查受到限制。声像图表现所反映的是器官和组织声阻抗差改变，缺少特异性，因此对病变性质的判断，需综合分析，并与其他影像学表现和临床资料相结合才可靠。当病变过小，直径在 0.5 cm 左右，或声阻抗差不大，不引起反射时，则很难在声像图上显示出来。此外，超声设备的性能、检查人员的素质与经验等均能影响诊断的结果。

（三）CT 检查

CT 是用 X 线束对人体某部一定厚度的层面进行扫描，由探测器接收透过该层面的 X 线，转变为可见光后，由光电转换器转变为电信号，图像形成的处理方法是将选定层面分成若干个体系相同的长方体，即体素。扫描所得信息经计算而获得每个体素的 X 射线衰减系数或吸收系数，排列成矩阵，即数字矩阵。经模拟 / 数字转换器转为数字，输入计算机处理。经数字 / 模拟转换器把数字矩阵中的每个数字转为由黑到白不等灰度的小方块，即像素，并按矩阵排列，即构成 CT 图像。所以，CT 图像是重建图像。

1. CT 图像的特点

CT 图像以不同的灰度来表示，反映器官和组织对 X 线的吸收程度。因此，与 X 线图像所示的黑白影像一样，黑影表示低吸收区，即低密度区，如肺部；白影表示高吸收区，即高密度区，如骨骼。但是，CT 与 X 线图像相比，CT 的密度分辨率高。因此，人体软组织的密度差别虽小，吸收系数虽多接近水，但也能形成对比而成像。这是 CT 的突出优点。所以，CT 可以更好地显示由软组织构成的器官，如脑、脊髓、纵隔、肺、肝、胆、胰以及盆部器官等，并在良好的解剖图像背景上显示出病变的影像。

CT 图像是断层图像，常用的是横断面。为了显示整个器官，需要多个连续的层面图像。通过 CT 设备上图像重建程序的使用，还可重建冠状面和矢状面等任意方位层面的图像。

CT 在发现病变，确定病变位置、大小与数目方面是较敏感和可靠的，但对病理性质的诊断有一定的限制。

2. CT 诊断的临床应用

CT 诊断已广泛应用于临床。但 CT 设备比较昂贵，检查费用偏高，某些部位的检查，尤其是定性诊断，还有一定限制，所以不宜将 CT 检查视为常规诊断手段，应在了解其优势的基础上，合理选择应用。

腹部及盆腔疾病的 CT 检查应用日益广泛，主要用于肝、胆、胰、脾、腹膜腔与腹膜后间隙以及泌尿和生殖系统的疾病诊断，尤其是占位性病变、炎症性和外伤性病变等。对于胃肠病变向腔外侵犯以及向邻近和远处转移等，CT 检查也有很大价值。当然，胃肠管腔内病变情况仍主要依赖钡剂造影和内镜检查及病理活检。

骨关节疾病多数情况可通过简便、经济的常规 X 线检查确诊，因此使用 CT 检查相对较少。CT 在肿瘤的定位及定性分析、肿瘤的临床分期、肿瘤与周围组织关系、淋巴道和血道的播散等方面的判断更加准确、客观；在肿瘤的手术切除治疗前，对判断手术的可切除性方面有重要意义；在肿瘤放疗的照射野设计、确定靶区等方面也有重要价值。

（四）MRI 检查

和 CT 相比，MRI 没有 X 射线，对人体无损害，多平面直接成像，对软组织的显示能力是 CT 所不能比拟的。MRI 成像参数多，成像方法也多，可供选择的余地大，改变射频脉冲的程序、改变脉冲的重复时间和回波时间等均可改变图像的表现，从而得到不同加权因素的图像。MRI 与 CT 不同，没有骨伪影的干扰，靠近骨骼的病变同样可显示得非常清楚。它也不像 CT 那样需要使用造影剂，减少了药物不良反应发生的概率。多平面直接成像，可直观地了解病变的范围、起源和侵犯的结构，对肿瘤的定位、定性、手术方案的制订及预后的估计都有重要的意义。

和 B 型超声及 SPECT 相比，MRI 优良的密度分辨率和空间分辨率均是这两种方法所不可比拟的。虽然 MRI 成像原理比较复杂，但 MRI 图像的解释比较直观，容易理解。MRI 检查操作中人为的影响因素少，可重复性高，便于共同研究、对比和随访。这也是 B 型超声和 SPECT 目前尚不够完善的地方。

目前，MRI 的限制主要是成像机成本昂贵、检查费用高、成像时间较长。目前应用最为广泛的自旋回波程序对肿瘤的定位非常敏感、准确，但对肿瘤的定性并不十分完美。同样的肿瘤可有不同的 MRI 表现，而同一类 MRI 表现又可代表不同的肿瘤，甚至有时良恶性肿瘤的鉴别也存在困难。在胸腹部检查时，呼吸运动和肠蠕动的影响较大，所产生的移动伪影可干扰成像，造成影像模糊，以至于不能得出正确的诊断结果。另外，佩戴心电起搏器者、动脉瘤夹闭术后者、带金属植入物者及其他带有金属物品者因会干扰磁场和射频的稳定性，均不适合进行 MRI 检查。

四、内镜检查

随着科学技术的发展，内镜由最初仅限用于观察内腔，已发展为在临床各个领域内镜下进行各种功能检测和各种微创或复杂的手术。

（一）内镜的诊断和功能检测

1. 诊断

内镜检查最主要的目的是通过肉眼直接的形态学观察来诊断脏器的病变，并经活检明确病变的性质。内镜下通常应观察脏器表面黏膜的光整度、色泽以及血管纹理的改变，是否有隆起或浸润性改变，是否有溃疡，溃疡质地、表面是否出血，周围组织是否僵硬，还要动态观察收缩和蠕动的情况。

（1）染色观察。用 Lugol 碘剂、美蓝、刚果红、靛胭脂等染色剂对可疑部位喷洒染色，通过色素沉积的对比度改变和色素吸收的深染改变来判断病变的良恶性，而且可以对可疑病变部位进行准确的靶向活检取材，了解浸润范围。

（2）放大观察。电子内镜的视频处理系统具有放大功能，对微细结构和微小病变能放大观察。结合染色、放大观察，可以清晰地观察到组织的细微结构，有利于微小肿瘤特别是早期癌的发现和诊断。

（3）病理活检。对疑有病变的部位，不能主观臆断妄下诊断，要通过活检病理诊断明确病变性质。例如，消化道良恶性溃疡的鉴别、腺瘤癌变的诊断、癌分化程度的确定等均需通过活检病理学证实。

（4）细胞刷涂片。对早期病变及狭窄部位活检有困难者，细胞刷涂片有利于提高诊断的准确率。

（5）穿刺细胞学诊断。对黏膜下病变和黏膜下浸润性病变，可通过内镜的穿刺针进行穿刺细胞学诊断，明确病变性质。

2. 功能检测

在内镜下，可根据组织器官功能变化对病变进行诊断，检测方法主要有以下几种。

（1）温度检测。通过测量黏膜温度，可推测血流量。从病灶温差能判断肿瘤的良恶性，如胃癌温度明显高于良性溃疡。

（2）内压测定。对不同内腔节段以及肿瘤部位进行内压测定，从中探索发现狭窄、梗阻和扩张的机制，以及了解括约肌功能，帮助鉴别器质性和功能性改变，确定是否因肿瘤所致以及受累的程度。

（3）激光血卟啉衍生物（HpD）探测。应用紫色或蓝绿色激光照射 HpD 的组织，从荧光显示中判断肿瘤，用于肺癌、膀胱癌和早期胃癌的诊断。

（4）超声探测。应用超声内镜（EUS）直接探测肿瘤部位的图声波形、性质有助于判断肿瘤良恶性、浸润范围以及邻近脏器是否受累和周围淋巴结转移情况。另外，通过 EUS 能正确判断黏膜下肿块的起源层次、大小和性质；通过 EUS 探测胰腺能发现 2 mm 的早期微小肿瘤，并能判断胰腺癌手术切除的可能性。

（5）内镜下造影。经内镜注射造影剂可了解消化道狭窄的程度。经内镜逆行胆胰管造影（ERCP）可帮助诊断肝、胆、胰系统肿瘤，并与结石疾病等相鉴别。肠镜下经阑尾开口注射造影剂可了解阑尾腔内是否有粪石等。

（二）内镜下的治疗和临床应用

近年来，随着内镜手术器械的不断开发和内镜治疗经验的积累，内镜下发现的原来需要外科手术切除的部分病变可以实现内镜下的微创切除，内镜治疗适应证不断扩大，原来被认为是内镜治疗禁忌证的部分病变目前也能实现内镜下的治疗。患者创伤小、恢复快、住院时间短、医疗费用大为节省，充分体现了"微创治疗"的优越性。

1. 切除病变

内镜下应用高频电切系统可以实现早期肿瘤和癌前病变的内镜切除。局限于黏膜层的消化道早期癌由于几乎没有淋巴转移，可进行内镜下黏膜切除术（EMR）和内镜黏膜下剥离术（ESD），达到外科手术同样的根治效果。对于癌前病变——腺瘤性息肉的内镜切除，可以有效减少息肉出血，切除癌前病变后可进行全瘤病检，避免了剖腹手术。对于来源于黏膜下层和部分固有肌层的黏膜下肿瘤，进行黏膜下挖除术（ESE）和黏膜全层切除术（EFR）同样可以避免外科手术。

2.内镜下止血术

对于消化道弥漫性出血，可局部喷洒凝血剂（凝血酶等）、收敛剂（孟氏溶液等）、血管收缩剂（去甲肾上腺素溶液等），达到迅速止血的目的。采用特殊注射针注射硬化剂（乙氧硬化醇、鱼肝油酸钠等）、血管收缩剂（去甲肾上腺素溶液等）以及无水乙醇等至出血点和周围黏膜，可以有效治疗食管静脉曲张破裂引起的大出血以及非静脉曲张性消化道出血。直视下采用高频电凝、激光术、微波术和氩等离子体凝固术（APC）直接处理出血点，止血迅速。对于上述方法不能有效控制的活动性出血，可以应用金属夹直接夹闭出血点。

3.ERCP

在十二指肠镜下进行ERCP诊断病变的基础上开展的胆总管结石取石术已成为内镜微创治疗的杰出代表。目前，ERCP可进行乳头括约肌切开术（EST）和气囊扩张术（EPBD）、胆管和胰管结石的取石、胆管和胰管狭窄的塑料内支架或金属内支架的内引流等。

4.狭窄扩张和支架治疗

对于良性病变引起的狭窄，如消化道化学性烧伤、吻合口狭窄等，可采用非手术疗法内镜下探条扩张术和水囊扩张术进行治疗；对于恶性狭窄在无法手术治疗的情况下，为解除梗阻，可以在扩张后放置塑料内支架或金属内支架。

5.微波和激光治疗

在内镜直视下，将微波天线经内镜活检通道插入，可以针对病变部位进行治疗。目前，微波主要应用于消化道内的止血、息肉的切除、吻合口狭窄的切开、晚期恶性肿瘤的治疗等。内镜下应用激光器可以裂解胃内巨大柿石，切开消化道良性狭窄，疏通肿瘤引起的消化道堵塞，烧灼巨大广基无蒂平坦息肉。对难治性溃疡进行激光照射能使周围瘢痕组织减少，促进上皮组织增生和溃疡愈合。

6.取异物

对于误入食管和胃的异物（如义齿、鱼骨、硬币等），根据不同异物形态，选用不同异物钳取出，如圈套器、异物钳、三叉形抓持器、鼠齿形抓持器等。

7.其他治疗

对于各种中枢神经系统疾病引起的不能自行进食而消化功能健全者、各种非机械性引起的吞咽困难不能进食者、需长期（大于 2 周）留置胃管和肠内营养支持者，可以进行胃镜下的胃造瘘和空肠造瘘。对于乙状结肠扭转和套叠引起的肠梗阻，肠镜下进行复位后，患者腹痛和腹胀症状可以迅速得到缓解。

第三章　食管肿瘤的诊治与预防

第一节　食管良性肿瘤的诊治与预防

食管良性肿瘤的发病率很低，占食管肿瘤的 1%～5%，按肿瘤的发生部位划分，肿瘤可分为上皮下肿瘤和上皮肿瘤两大类。上皮下肿瘤主要为平滑肌瘤、囊肿、间质瘤、颗粒细胞瘤、脂肪瘤、血管瘤、错构瘤等。上皮肿瘤主要有息肉、乳头状瘤等，分为有蒂和无蒂两种。

一、食管息肉

（一）概述

在食管良性肿瘤中，食管息肉的发病率仅在食管平滑肌瘤之下，居于第二位，且国内外的医学文献中显示男性与女性患病比例大概为 2：1，多为中老年人。发病位置一般是在食管上段，常发生在环咽肌周围，很少出现在下段食管。

（二）病因病理

目前仍不确定食管息肉的病因，怀疑与长期受到慢性炎症刺激有关，但在临床实践中发现，通常息肉发生于食管下端，在齿状线上下缘，有此症状者往往也会患有反流性食管炎。

食管息肉很少出现多发，一般都是单发，起源于食管壁黏膜层或者上皮。息肉组成呈现出多样化，部分为脂肪组织、结缔组织，部分为疏松的平滑肌纤维，还有部分是致密的胶原纤维。息肉表面往往会发生黏膜充血、肿胀、糜烂与溃疡。息肉中包含浆细胞、血管与淋巴细胞，其体积往往大小不一。炎性息肉为最常见的病理表现，部分息肉或发生恶变。

（三）临床表现

息肉的大小和部位会导致不同的临床症状，主要为胸骨后疼痛、吞咽困难、呼吸困难以及呕血，一些长蒂息肉可能会被呕出，造成喉部堵塞并引发窒息，这是息肉最严重的症状。大部分息肉由于体积较小，并无相关症状及体征。

（四）辅助检查

对于食管息肉，血清学检查通常在正常范围，炎性、肿瘤性和免疫等方面的检查均为阴性。X线钡餐造影检查与腔内食管癌相似，病变部位管腔增大，有充盈缺损，肿物表面黏膜通常完整，可随吞咽或呼吸而上下移动，一般较少影响食管壁的蠕动和张力。内镜检查可明确息肉部位、大小和表面状况，息肉表面黏膜通常充血、肿胀，可发生糜烂甚至溃疡，尤其能精确判定其长蒂的附着点和并发症发生的可能性等。超声内镜检查可以明确息肉的层次起源及内部回声信息，其声像图多表现为源于黏膜层的中低回声结节，向腔内突出，边界清楚，无明显浸润现象，通常黏膜下层、肌层和外膜均正常。

（五）诊断

如今主要通过胃镜与组织学检查来诊断食管息肉。该病具有较长的临床病程，且症状较轻，发展较慢，很少出现全身症状，可通过患者的营养状况等进行辅助诊断。胃镜表象特征与活组织检查可诊断，且可对息肉大小、数量、部位和并发症进行明确。检查可以将息肉和恶性肿瘤（如食管肉瘤、食管癌等相鉴别）。

（六）治疗

2/3 ～ 3/4 的患者可进行内镜下摘除治疗。内镜治疗方法众多，其中包括高频电、激光、微波、冷冻、硬化、结扎等方法，具有微创、经济和简便等优点。近年来开展的内镜黏膜下剥离术（ESD）使很多以往需要外科手术治疗的大病灶通过内镜就能切除。但内镜治疗也可能出现出血、穿孔等并发症。巨大宽基或无蒂息肉有时还需手术切除，通常术后无复发，预后良好。

二、食管平滑肌瘤

（一）概述

在食管良性肿瘤中，平滑肌瘤最多见，占 50% ～ 60%。其常发生于 20 ～ 60 岁者，且相关报道显示，男性多于女性。另外，食管平滑肌瘤可发生在食管的任何部位，但以中下段多见。据统计，约 50% 发生在食管下段，30% 在中段，其原因可能与食管下段平滑肌组织较丰富有关。

（二）病理

食管平滑肌瘤起源于肌层，多数为食管壁内生长，向腔内突出，部分壁内环绕食管生长，可引起食管环形狭窄，少数向腔外生长。肿瘤多呈圆形、椭圆形、马蹄形或不规则的生姜形，表面光滑，质地较硬，有包膜。直径一般为 1～4 cm，少数较大至 10 cm 以上，多为单发，易与食管黏膜分离。镜下见平滑肌呈束状、交织状和漩涡状排列，细胞呈梭形，分化良好，富含嗜酸性胞质，细胞核多数亦呈梭形，无核分裂和间变，偶有肌纤维黏液样或玻璃样变性或钙质沉着，食管平滑肌瘤细胞恶变较少。

（三）临床表现

由于食管平滑肌瘤具有非常缓慢的生长速度，患者在早期通常不存在任何症状。一般情况下，症状会长时间处于较轻的状态，主要表现为呼吸困难，难以吞咽，以及声音出现嘶哑、胸骨后感到疼痛等，病程从 1 年到 5 年，经常会反复发作，但不会对营养状况产生影响，极少数人会发生全身症状。部分患者会由于食管平滑肌瘤增大而导致食管裂孔疝和食管憩息，这两者会导致平滑肌瘤临床症状难以察觉，最终导致漏诊。

（四）辅助检查

1. 实验室检查

血清学检查结果往往为正常范围之内，无论炎性、肿瘤性还是免疫等方面，检查结果均呈现出阴性。

2. 影像学检查

（1）胸部 X 线平片。平片有时可见软组织块影，其是由肿瘤形成的；观察食管平滑肌瘤有时可发现钙化斑。

（2）食管钡餐造影。食管钡餐造影可以对食管平滑肌瘤确诊，所见为锐利光滑的边缘，有充盈缺损，边缘或中心有缺损，食管壁近、远端与肿物阴影之间为锐角状。在进行双重造影时，钡剂可将肿瘤轮廓勾画出，形成环形征。肿瘤向腔内凸起，展平了表面的黏膜，所以无法在肿瘤区发现黏膜皱襞，薄层钡剂附着于其表面，会呈现出颗粒状或均匀的阴影，成为涂抹征或瀑布征，通常不会出现黏膜破坏或者龛影。钡剂经过肿瘤时在其上缘停留，之后沿肿瘤和食管壁呈沟状通过，钡流可呈分叉式。

（3）CT 扫描和磁共振成像检查。横断面可见食管腔外，黏膜下肌层内实质性肿块，边缘光滑，而磁共振成像检查对食管平滑肌瘤显示肌层内有软组织块影，轮廓清晰，层次清楚，有其特别的诊断价值。

（4）纤维食管镜检查。纤维食管镜检查是诊断食管平滑肌瘤的重要方法之一。在镜下，可见圆形、椭圆形或腊肠样肿块突入食管腔，表面黏膜完整光滑，皱襞消失，呈淡红色半透明。当病人深呼吸或做吞咽动作时，可见肿物上下移动。一般禁忌行黏膜活检，以免引起肿瘤与黏膜粘连，否则，在日后需行黏膜外肿瘤剥除术时，易发生穿孔。此外，食管脱落细胞学检查对排除食管恶性肿瘤有很大意义。

（五）诊断

临床症状不是发现本病的主要线索，也不能以此诊断。因为食管平滑肌瘤多数病灶较小，常无相应的症状，多在检查胃和十二指肠疾病时偶然发现病灶，少数则在体检时发现。临床上食管平滑肌瘤的诊断主要依靠 X 线和胃镜检查。该病的诊断通常为常规胃镜发现病灶，然后经超声内镜检查做出基本肯定的诊断，诊断过程应与食管癌、贲门失弛缓症及其他食管黏膜下肿瘤相区别，腔外生长的较大的平滑肌瘤应同肺内和纵隔肿瘤相鉴别。

（六）治疗

食管平滑肌瘤在确诊后，一般均应进行手术治疗。在肿瘤性质不易确定时，宜及早进行手术，因为少数病例可发生恶变。对于肿瘤体积很小（直径 2 cm 以下）、无症状、年老体弱、心肺功能不佳不能耐受手术者，可予随诊观察。

在术前，可根据 X 线检查及内镜所见确定病变的部位，通过安置胃管作为术中确定管腔与肿瘤关系的标志。

手术方法宜根据肿瘤大小、形状、部位，是否与黏膜连带固定，胃的累及程度，少数病例中与周围组织粘连的情况以及有无恶性病变等而定。

病灶在食管颈段者可在颈部切口，在上段者可经过右胸从前侧切口，处于食管中段的病变一般从右侧开胸，在下段者则从左侧开胸。待到食管游离之后，通过手触摸食管内腔的胃管，借此探明肿瘤和管腔之间的关系，以避免在切开时对食管黏膜造成损伤，有效降低术后发生食管瘘的概率。一般选择的瘤体表面都是远离食管腔的，在切开其纵行肌纤维之后，寻找到分界线，通常都不会在摘除肿瘤时损伤到黏膜。倘若怀疑出现黏膜破损，可以把预置胃管拔到此段，将食管两端阻断，向胃管中注入空气，并在术野中注入生理盐水，观察是否出现破损和漏气。倘若出现破损，立刻进行修补。切开的肌肉应松松地进行缝合。只有 4 cm 及以下的肌肉破损者应从附近的纵隔胸膜进行缝合加固，超过该范围，则根据患者实际情况使用胃壁、大网膜、带蒂膈肌瓣移植等方法进行加固。

食管平滑肌瘤呈环状生长，或体积较大，致使食管肌层受到破坏，或者黏膜与肿瘤之间粘连十分紧密，在剥离瘤体时对食管壁损伤范围过大，难以修复，或存在恶性病变者，则需进行食管部分切除和食管重建术。除此之外，可以在食管镜下将息肉型带蒂平滑肌瘤摘除。

三、食管间质瘤

（一）概述

食管间质瘤是指原发于食管，不同于平滑肌瘤或神经源性肿瘤的一类间叶源性肿瘤。目前，多数研究认为食管间质肿瘤起源于间质细胞中具有调节内脏运动功能的 Cajal 细胞。此病临床少见，占同期食管间叶源性肿瘤的 25% 左右；多为良性，生物学行为比发生在胃肠道其他部位的间质瘤好；常发生于 50 ～ 60 岁者，男性多于女性；可发生在任何部位，但以食管下段多见。

（二）病理

食管间质瘤主要位于肌层，可向腔内黏膜下甚至固有层生长，呈圆形或椭圆形，肿块边界清楚，多数无包膜，切面灰白色，质地较软，瘤体较大者可继发出血坏死、囊性变、黏液样变。组织细胞学按构成划分，主要有三种类型：梭形细胞、上皮样细胞和两者混合。其中，以梭形细胞最为多见。梭形细胞间质瘤细胞排列成囊状、旋涡状、栅栏状，形态相对单一，其中细胞核常呈短梭、胖梭或长杆状，可出现核端空泡，胞浆轻中度嗜伊红性；当混有上皮样细胞时，排列成弥漫片状或巢索状，胞浆淡染甚至可见空泡化，核圆形，核周形成空亮的区域，亦可见印戒样细胞。尽管细胞形态多变，排列结构多样，但具有共同的免疫表型特征，其中 CD117 是特异性和灵敏度最高的标志物。

（三）临床表现

食管间质瘤的临床表现取决于肿瘤的大小、位置、生长方式，早期可无任何自觉症状，随着肿瘤的生长，主要出现吞咽不畅或咽下困难，亦可因进食梗阻而呕吐，瘤体表面糜烂溃疡的还可以表现为呕血、黑便，当少数压迫气管形成食管气道瘘时，还会伴有咳嗽。病程较长的患者会出现体重下降、营养不良等消耗症状。

（四）辅助检查

食管间质瘤的血清学检查无特异性。食管 X 线钡餐造影检查可见食管腔内不同程度的充盈缺损，其上亦可显示龛影，有时可出现钡剂通过呈绕流或分流现象，局部黏膜呈现出不规则的隆起和展平，但只有轻程度的破坏。病变通常十分局限，肿瘤即便十分巨大，正常组织与病变段之间的分界线也十分清晰，没有明显的管壁僵硬、浸润现象，可以和食管癌等鉴别，但与平滑肌瘤等位于黏膜下的病变难以进行区别。和钡餐造影检查相比，CT 检查的密度分辨率要更高，定位准确性也更高，并且可以从整体上观察到食管壁增厚程度、是否出现对周围组织的侵犯以及是否发生向远处转移的情况。CT 平扫一般表现为腔内外或跨腔内外生长的软组织肿块影，呈圆形或类圆形，密度中等，其中富含血管。其中，良性者的密度比较均匀，和周围组织器官有清晰的分界，增强后均匀会明显强化；恶性者的密度往往并不均匀，中央处会有囊变、坏死的低密度区，增强后可以观察到明显强化的周边实体部分，而低密度区的中央部分无强化。较少出现淋巴结转移，但 CT 检查往往无法得到病灶表象信息，无法得知其组织学信息，也难以确定病灶层次起源等。

内镜检查具有黏膜下肿瘤的特征，早期可见肿瘤呈球形或半球形隆起，表面黏膜光滑，基底宽广，色泽正常；进展期可见局部黏膜表面糜烂、溃疡、出血。因常规活检很难取得病变组织，故不进行常规活检。当黏膜表面有糜烂溃疡，有望检到深部组织时，活检有利于明确诊断。超声内镜检查有助于了解病变的确切大小、回声、层次起源、侵及深度，有助于与其他黏膜下肿瘤的鉴别诊断。典型的食管间质瘤在超声内镜下表现为来源于固有肌层的低回声灶，内部回声均匀，边界清楚，周围食管壁层次结构正常。超声内镜引导下的细针穿刺（EUS-FNA）比常规活检取到阳性组织的概率高，并借助免疫组化检查与其他黏膜下病变鉴别，是目前术前得到病理诊断的首选方法。

（五）诊断

联合应用上述影像学检查和内镜学检查仍是目前术前诊断食管间质瘤的主要方法，EUS-FNA 结合免疫组化技术则是术前得到病理诊断的首选方法。在诊断过程中，主要需与食管癌及平滑肌瘤等其他食管黏膜下肿瘤相鉴别。

（六）治疗

尽管食管间质瘤较少见，且以良性居多，但其具有潜在恶性的本能，故提倡早期治疗。食管间质瘤多起源于肌层，位置相对较深，因此多采取外科手术，行食管次全切除术和食管胃主动脉弓上或颈部吻合术，不主张单纯肿瘤摘除术，以免术后复发。恶性者在术后可辅助格列卫治疗。

四、食管囊肿

（一）概述

食管囊肿的发病率占良性肿瘤的 3.4%，分为先天性和后天性两大类，临床较多见的为先天性食管囊肿，病因不明。据相关文献报道，男性多于女性，男女之比约为 2：1。约 60% 的患者发生在食管下段，23% 的患者发生在食管上段，17% 的患者发生在食管中段。囊肿位于上段者约 22% 的患者在两岁前被发现。

（二）病理

囊肿通常呈球形或者弧形，一些会沿食管长轴分布呈长管状，大小不一，有单发也有多发，长度从 2 cm 到 36 cm，平均长度为 25 cm，平均直径为 4.5 cm。大部分囊内都含有黏稠液体，有时会呈血性，囊肿有时会与支气管或者食管腔相通；囊内衬覆鳞状上皮、柱状上皮或尚未发生分化的上皮细胞。在胚胎学理论当中，气管与食管一并为前肠器官，在胚胎的整个发育过程中，如果上皮细胞间隙空泡无法纵向排列为新管腔，那么空泡产生的分泌物会于食管两侧形成囊肿，这种食管囊肿很少出现恶变。后天性的食管囊肿主要为潴留性囊肿，是因食管壁腺管的闭锁而形成的，多在食管上段发生，可能和黏膜增生、食管慢性炎症与腺管不全梗阻等相关，直径一般小于 3 cm，体积较小。

（三）临床表现

囊肿的位置、大小以及其是否出现继发感染或者对周围产生压迫会决定食管囊肿的临床症状。大概有 35% 的中、下段囊肿以及体积小且无感染的上段囊肿不会出现症状，只是在食管 X 线钡餐检查以及尸检时被发现，临床表现包括反胃、咳嗽、胸痛、气促等。在临床实践中发现，该类病症患者没有与病灶存在紧密联系的体征，且往往不会出现局部或者全身症状，因此该病通常是在检查食管、胃部以及十二指肠的其他疾病时被偶然发现的。

（四）辅助检查

食管 X 线钡餐检查可见圆形或椭圆形的软质的充盈缺损，表面光滑，边界清楚，并和食管壁形成钝角，该区食管壁柔软，扩张度良好，有时可见囊肿内有液平面或囊肿随呼吸及食管蠕动而出现形态改变。

CT、MRI 对软组织病变的诊断较有帮助。胃镜检查表现为黏膜下隆起，肿物柔软，能被内镜压缩，表面光整，色泽如常，活检无助于诊断，而且易致黏膜溃疡和感染。超声内镜检查是最好的诊断方法，能区别囊性和实质性病变。超声引导下穿刺既可缓解症状，又能明确诊断。食管囊肿在超声下表现为位于黏膜下层的无回声结构，囊壁光滑，边界清楚，病灶后方有增强效应；黏膜下层、肌层和外膜均完整，周围食管壁层次结构均正常。

（五）诊断

诊断食管囊肿的主要方法是 X 线钡餐造影和胃镜检查，尤其是超声内镜检查，具有重要的诊断和鉴别诊断价值。根据上述超声影像学的特征，临床上可以做出诊断，但必须与食管平滑肌瘤、脂肪瘤、神经纤维瘤、血管瘤和食管脓肿等相鉴别。

（六）治疗

对病灶大于 2 cm 以上的囊肿，有相关症状和并发症者可考虑内镜下治疗，在治疗方法的选择上，应以简单和侵入性最小为佳，因为通过治疗而带来的不良后果有时远大于疾病本身。对病灶小于 2 cm 者，随访和观察是最佳选择，可以 2～3 年复查一次，一定要避免过度检查和治疗。手术切除仅适用于诊断明确、症状明显、并发溃疡、穿孔和内镜治疗无效者。婴幼儿的手术切除治疗的死亡率较高。

五、食管血管瘤

（一）概述

作为比较少见的食管良性肿瘤，食管血管瘤在国内外文献报告中的发生率在所有食管良性肿瘤当中仅为 2.1%，以男性居多，男女比例为 2∶1，发病年龄高至 75 岁，低至新生儿，均有发病案例，多发生于 40 岁以上人群。

（二）病理

食管上段最容易发生病变，食管下段和中段次之，肿瘤从几毫米到几厘米都有，大小不一，一般都是往腔内方向生长。局部黏膜呈现出分叶状，或者似薄状隆起，一般表面比较光整，有些可观察到表面的糜烂，严重者会发生溃疡。根据组织结构划分，食管血管瘤又细分为混合型血管瘤、静脉血管瘤、毛细血管瘤、海绵状血管瘤等。通过显微镜观察可以发现，血管瘤主要组成部分为扩张的毛细血管，由单层内皮细胞形成，管内有丰富的血细胞。

（三）临床表现

食管血管瘤患者一般没有症状，一些患者会有吞咽困难和出血症状，极少患者会出现上腹部不适、胸痛、体重减轻，严重者会出现窒息。一般有比较长的病史。

（四）辅助检查

X 线钡剂造影显示充盈缺损，表面光滑，圆形或呈分叶状，部分带蒂，食管扩张不明显，病灶周围及对侧食管蠕动均良好。在内镜下，可见黏膜下紫蓝色或粉红色包块，质地柔软可塑，有时如蚯蚓状屈曲，与食管曲张静脉不易区别。如疑为该疾病，应避免活检。有关文献显示，活检后大出血少见，少量出血可用凝血酶喷洒止血，部分呈息肉状突入管腔，内镜压迫能使之变形。在超声内镜下，可见一低回声肿块，或无回声的管状结构，中间伴行血管，可明确肿块的位置以及与肌层的关系。常起源于黏膜下层，边界清楚，周围食管壁层次结构多正常。

（五）诊断

该病的诊断主要依靠胃镜和超声内镜检查术，根据内镜表象和超声影像学特征，绝大多数病例可明确诊断。但应与食管囊肿等相鉴别，在必要时，可行细针穿刺进行鉴别。

（六）治疗

大多数病例能够在内镜下进行治疗，通过注射硬化剂、电凝电切或血管夹等方法取得满意的效果。浙江大学医学院附属第一医院消化内科对一例较大的血管瘤患者用皮圈结扎术进行治疗，取得了良好效果。对于病灶较大、有恶变可能者，应进行手术切除。国外有关文献显示，该病预后良好，术后无复发。

六、食管脂肪瘤

（一）概述

食管脂肪瘤是一种罕见的食管良性肿瘤，有关文献显示，发生率仅占食管良性肿瘤的 1.6%。本病常发生于 50～69 岁的人群。据国外报道，男女发病率无显著性差异，国内男女之比约为 2：1。病变部位以食管中下段居多，多为单发，生长缓慢。

（二）病理

按生长方式划分，食管脂肪瘤可分为腔内型、腔外型、壁间型和混合型。其中，以腔内型最多见，瘤体位于黏膜下层，紧贴黏膜层；由于肌肉组织的收缩，瘤体受挤压而向腔内突出，形成假蒂。大小为数厘米，呈圆形或卵圆形，表面黄色、油腻、有光泽，可见菲薄的包膜，质软，切面呈分叶状。在光镜下，可见分化成熟的脂肪细胞，胞浆内充满脂滴。

（三）临床表现

肿瘤的位置、大小以及形态会导致食管脂肪瘤患者出现不同的临床症状：小于 2 cm 的肿瘤往往不会有临床症状；大于 2 cm 的肿瘤会导致患者感到恶心呕吐、上腹疼痛等；肿瘤进一步加重后，瘤体增大，其表面黏膜会发生糜烂和溃疡，造成消化道出血。

（四）辅助检查

通过食管 X 线钡餐造影可观察到较大的腔内型病灶，显示为食管内存在椭圆或圆形的充盈亏损，其边缘比较光滑，呈轻度分叶征，表面黏膜皱襞展平，密度较低，一些黏膜若发生溃疡，则可发现牛眼征或不规则钡斑。肿瘤如果有蒂，则会根据患者体位变化发生轻微移动，通过加压检查，其充盈缺损形态可变。

密度分辨率比较高的 CT 检查可以更直接地观察到清晰的病灶，并可发现腔外型的食管脂肪瘤。在 CT 检查中表现为脂肪和病灶之间密度相同，难以看清界限，如果增强，则可发现其与食管壁一起发生均匀的强化。在内镜检查中可看到黏膜下隆起，表面光滑，且一般没有充血、糜烂等表现，呈现出微黄色，柔软有弹性，很少有蒂；在使用活检钳触碰瘤体时，可看到受力部位出现光滑凹陷，也就是 Cushing 征。脂肪瘤通常发生在黏膜下层，因此在进行常规活检时，阳性率比较低。

超声内镜下病灶表现为起源于黏膜下层的高回声影，内部回声均匀，边界清楚，病灶后方有声衰现象；肌层和外膜完整，周围食管壁层次结构正常。此超声影像特征有助于将食管脂肪瘤同绝大多数其他黏膜下病变相鉴别。

（五）诊断

临床上诊断食管脂肪瘤主要靠影像学检查和内镜学检查相结合，尤其是超声内镜下的特征性表现具有重要的诊断和鉴别诊断价值。

（六）治疗

食管脂肪瘤极少恶变，只要完整切除瘤体，即可治愈，方法主要有内镜下治疗和外科手术治疗。通常对于小于 2 cm 的食管脂肪瘤可采取内镜下圈套电凝切除。随着超声内镜技术的发展，在超声指导下经内镜下黏膜切除术（EMR）和内镜黏膜下剥离术（ESD）已有成功切除巨大的脂肪瘤的报道，安全有效。对病灶较小、无症状、年老体弱和心肺功能不全者，可观察随访。

七、食管颗粒细胞瘤

（一）概述

颗粒细胞瘤是一种少见的软组织肿瘤，新近研究发现，其来源于雪旺氏细胞，是不同于神经鞘瘤和神经纤维瘤的一种神经源性肿瘤。颗粒细胞瘤可发生在全身各个部位，以舌、皮肤、卵巢最为好发，只有 4% ～ 6% 的颗粒细胞瘤发生在消化道，而在所有消化道颗粒细胞瘤中，又以食管（1/3）最为多见。食管颗粒细胞瘤绝大多数为良性肿瘤，1% ～ 3% 的病例会转为恶性。女性多于男性，男女之比约为 1 ∶ 3。可发生在任何年龄段，以 40 ～ 60 岁的人群相对多见。病变部位以食管中下段居多，肿瘤直径多在 0.5 ～ 2 cm，很少大于 3 cm，多为单发，偶有多发。

（二）病理

食管颗粒细胞瘤的确切病因及发病机制尚不清楚。活检瘤体体积较小，质韧，切面呈灰白色或灰黄色，与周围组织界限清晰。在光镜下，可见肿瘤细胞呈类圆形、梭形或多角形，排列成巢状或条索状；胞体较大，胞浆丰富，含有较多大小相似、分布均匀的嗜酸性颗粒；核小，很难找见核分裂；免疫组化染色显示胞浆和胞核均强表达为周围神经标记抗体 S-100 蛋白、神经元特异性烯醇化酶（NSE）以及波形蛋白，而不表达肌源性抗体 SMA 和 α-AT，提示该肿瘤来源于神经鞘雪旺氏细胞。在电镜下，胞浆内充满大小不等、形态不一的复合性溶酶体。

（三）临床表现

食管颗粒细胞瘤的患者由于瘤体体积小，往往没有症状，只是偶然在内镜检查或尸检时发现。当颗粒细胞瘤增大时，会致使食管变得狭窄，因此会使患者出现胸骨后不适以及吞咽困难的症状，一些人还会出现恶心呕吐、餐后上腹饱胀的症状，严重者会出现消化道出血。以上临床表现和息肉、食管平滑肌瘤与食管癌非常相似，所以很容易被误诊。

（四）辅助检查

由上述可知，食管颗粒细胞瘤不具备特征性的临床表现，因此食管镜与X线钡餐造影仅能作为辅助诊断，必须通过病理学检查来确诊。体积小的食管颗粒细胞瘤可能在X线钡餐造影中不存在阳性X线征，而当病灶增大后，可看到局部管腔出现充盈缺损、狭窄征象。黏膜下层为肿瘤多发位置，但其表面一般依旧覆盖着正常黏膜组织，在进行食管镜检查时，可看到黏膜表面光滑、色泽或灰白或黄，有明显的肿物特征。一些肿瘤会导致局部黏膜出现过度生长的情况，可观察到粗糙甚至浅小糜烂，由于和息肉样新生物非常类似，很容易发生误诊。通过普通内镜进行的活检会由于瘤体位置过深而导致阳性率低于50%。借助超声内镜可观察到存在肿瘤的黏膜下层，其中低回声发生改变，具有清晰的边界，质地硬，肌层外膜多数完整，食管壁层次结构也十分正常。EUS进一步提高了食管颗粒细胞瘤的诊断与鉴别诊断效果，且能指导治疗方式的选择。

（五）诊断

由于食管颗粒细胞瘤多无特征性临床表现，诊断主要依靠胃镜和超声内镜检查术，根据上述内镜表现和超声影像学特征，可以做出初步诊断，但要想确诊，还必须进行病理学检查。

（六）治疗

食管颗粒细胞瘤瘤体较小，且多位于黏膜下层，故首选内镜下电凝切除或套扎治疗，简单且创伤小，无严重并发症。为确保安全，亦可辅助黏膜下注射、负压吸引，在必要时，甚至可在EUS引导下切除黏膜。但对超声内镜下提示侵及肌层的病例，建议选择外科手术治疗。少数疑为恶性的病例，治疗方法同食管癌。

八、食管错构瘤

（一）概述

"错构瘤"一词于1904年首次提出，是器官内发育不完善而引起的一种良性瘤样结节，肿瘤的结构因发生器官的不同而不同。食管错构瘤的病因尚不清楚，有文献认为是原始中胚层间叶组织先天性发育障碍而形成的瘤样增生，到一定程度后会自行停止生长，食管错构瘤属于一种似肿瘤又非真性肿瘤的发育畸形的肿物。

（二）病理

病理检查可见瘤体表面覆鳞状上皮，瘤内含丰富的血管，并和平滑肌、脂肪、纤维等组织交错混杂，常以一种组织成分占优势，临床上最多见的是血管平滑肌脂肪瘤。实质炎症反应明显，可见多量淋巴细胞核，少数浆细胞浸润，围绕小血管呈袖套状。

（三）临床表现

食管错构瘤历时长久，生长缓慢，最常见的症状为食管内异物感或进食硬噎感，这与进食时瘤体表面受损造成组织出血水肿有关；当病灶较长时，诱发恶心呕吐，可引发一长条软组织向口中脱出，可自行回纳食管。甚至有学者提出，呕吐长条状软组织并可回纳是食管错构瘤的特征性表现，临床上遇到类似患者，常提示为该病。当巨大瘤体呕出，堵塞咽喉部时，可发生窒息。

（四）辅助检查

食管错构瘤的血清学检查无明显异常发现。食管钡餐造影可见管腔内纵行充盈缺损，边界清晰光整，管壁连续，蠕动存在，黏膜走形规则，未见明显破坏。CT 检查显示食管腔内长条状肿块，其内密度不均匀，中间偏低，周围轻度强化，其余管壁无明显浸润现象，纵隔内未见肿大淋巴结影。在进行常规食管镜检查时，可见长条状黏膜下隆起，质地柔软，表面光整，色泽如常；超声内镜下扫描表现为中低回声灶，内部回声不均匀，有多个管腔样结构，边界清楚，周围食管壁层次结构正常。超声影像学改变具有一定的特征性，对其他黏膜下肿瘤的鉴别诊断具有参考价值。

（五）诊断

临床表现具有典型性，因此可以为本病的发现提供一些思路，但仍无法确诊，CT、常规食管镜、X 线钡餐造影检查可发现本病，但很难和黏膜下的病变进行区分，如食管囊肿、血管瘤、脂肪瘤等。在采用超声内镜对瘤体内部结构信息进行检查时，可利用特征性影像学改变进行鉴别诊断，而想要做出明确诊断，需用到超声引导下的细针穿刺，获得病理学依据。

（六）治疗

从本质上看，食管错构瘤在肿瘤与畸形之间，可能会在生长过程中发展为真性肿瘤，存在癌变风险，因此在确诊之后建议尽快治疗。治疗方式以手术切除为首选，可以根治，治疗效果极好。浙江大学医学院附属第一医院曾在超声内镜下进行过食管错构瘤摘除手术，并取得了圆满成功。在此次手术中，提前使用了尼龙绳勒扎器套扎瘤体基底部，防止切除过程中出现大出血。这种方式和传统方式相比，并发症少、创伤小且简便经济。

九、食管乳头状瘤

（一）概述

食管乳头状瘤是一种罕见的食管疾病，主要发生在 18 ～ 80 岁的成年人中，平均发病年龄为 50 岁，男女均可患病，男性多于女性，其比例约为 3 ：1，好发部位为食管下段，其次为中段和上段，绝大部分为单发，10% ～ 15% 为多发。

（二）病理

食管乳头状瘤是一种良性无蒂肿瘤，主要来自食管黏膜，由增生的上皮细胞形成，内含结缔组织和血管，呈疣状、结节状、菜花状隆起。研究发现，消化性溃疡、贲门失弛缓症、反流性食管炎、食管裂孔疝、溃疡性结肠炎者易发生食管乳头状瘤。有报道认为，该疾病与人类乳头状病毒感染有关，但组织学检查阳性率颇低。食管乳头状瘤可演变为癌。

（三）临床表现

瘤体较小者临床无症状，肿瘤较大或多发者可出现咽下困难、上腹部或剑下疼痛、不适感，部分患者出现肿瘤对周围器官的压迫症状，如气促、声音嘶哑、咳嗽等。

（四）辅助检查

对患者进行免疫功能、血清学炎性以及肿瘤性质等方面的检查，得出各项指标皆处于正常范围内。再对患者进行食管钡餐检查和无典型的 X 射线征象检验，所见黏膜不规则充盈缺损、食管腔狭窄、管壁僵硬及破坏等表现并不明显，且很多病灶因为其体积较小而被漏诊。在使用胃镜进行检查时，一般可以发现病灶，病灶通常表现为菜花状表面和灰白色息肉样隆起，瘤体因基底附着部小，具有较大的可活动度，在超声内镜下的回声与息肉相同，起源于上皮层，肌层与黏膜下层一般无浸润表现，通过内镜下活检技术可以对此疾病做出明确诊断。

（五）诊断

对食管乳头状瘤的诊断主要通过 X 线钡餐造影和食管镜检查，后者通过活组织检查能够确诊该病。

（六）治疗

一般认为，食管乳头状瘤是癌前病变，但目前尚无确切的癌变报道，对已确诊为该病、瘤体较大者或同时伴有异型增生者，应尽早手术切除。目前，绝大多数病例通过内镜下摘除治疗，也可采用激光和微波等治疗。在术后，进行长期随访，几乎无复发。

第二节　食管癌的诊治与预防

一、概述

据 GLOBOCAN 2018 年全球癌症统计报告，2018 年全球食管癌新发 572 000 例，死亡 509 000 例，发病率和病死率分别位列第七和第五，而中国发病率排名全球前五。作为最常见的恶性肿瘤之一，食管癌早期症状不典型，这导致在确诊时大多患者已是中晚期，疾病进展迅速，致使食管癌患者死亡率较高。食管癌组织学类型主要有两种：鳞状细胞癌（ESCC）约占 88%；腺癌（EAC）约占 12%。全球各个国家食管癌发病有显著的地理差异。在东亚、东非、南非、北欧等地，食管癌的发病率最高，而在中美洲，发病率最低。[①]

二、病因

食管癌的发病与该地区的生存条件、饮食习惯、存在强致癌物、缺乏一些抗癌因素以及有遗传易感性有关。但各地区和各国家食管癌的病因是多种多样的。

（一）饮食习惯

吸烟、喜食腌制食物、食霉变食物、暴饮暴食、饮用生水、喜食熏烤食物、喜食油炸、喜食辣食、吃咸食、不按时进食、喜食干硬食物、饮酒、进食过快、吃烫食都可能是导致食管癌的危险因素。

---

① 宋文鹏，王彦，谢嘉渝，等.中国人饮食因素与食管癌的相关性 [J].临床与病理杂志，2021，41（8）：1915.

（二）亚硝胺类化合物

胺类与亚硝酸盐很容易在具有酸性条件的胃中结合成亚硝胺。亚硝胺为一级致癌物，而且经过证实，其会诱发人出现食管鳞状上皮癌。在被污染的食品中，亚硝酸盐和硝酸盐的含量均较高，二级胺和三级胺也广泛分布在食物和环境中。

（三）营养因素和微量元素

无论在国内还是国外，食管癌的高发地区都是不发达地区。这些地区自然条件差，水资源少，物产不丰富，食品匮缺；饮食中缺乏动物蛋白、脂肪、新鲜蔬菜和水果，并且维生素 A、维生素 C 的摄入量很低；饮水中缺乏微量元素钼、锌、镁等。已知微量元素是某些氧化酶和硝酸盐还原酶的重要组成成分，钼缺乏可以引起植物中硝酸盐的积聚，并且已经证实施用钼肥可增加食物中钼的含量，降低亚硝酸盐的含量。

（四）真菌霉素和酸菜

串珠镰刀菌、白地霉、黄曲霉等真菌不仅能将硝酸盐还原成亚硝酸盐，还能分解蛋白质，增加食物中胺的含量，促进亚硝胺的合成。霉变食物中可能含有某些化学致癌物和促癌物。酸菜中有致癌物和促癌物，已被实验证明。在食管癌高发区河南林州、山西阳城、四川盐亭、江苏扬中等地，普遍有食用腌酸菜的习惯。

（五）食管疾病

食用粗糙、过烫的食物和咀嚼槟榔、烟丝等可造成对食管黏膜的慢性刺激，导致食管局限性或弥漫性增生，进而导致食管癌前病变发生。当有腐蚀性食管灼伤、狭窄，胃食管反流病，贲门失弛缓症，食管憩室等疾病存在时，食管内容物的长期滞留可导致食管上皮增生，最终可导致食管癌变。

三、临床表现

（一）食管癌早期

癌肿局限在黏膜内或黏膜下，较少发生淋巴结转移，与相邻器官无关，此时手术切除可能性较大。为了早期发现食管癌，以达到早期诊断、早期治疗的目的，必须熟悉食管癌的早期症状。

（1）在吞咽时，胸骨后有烧灼感，或针刺样轻微疼痛，尤其在进食粗糙、过热、刺激性食物时，症状更为显著。这些症状通过治疗可以得到暂时缓解，但不久又会发生。

（2）食物通过时缓慢或有滞留感，或有异物贴附在食管壁上的感觉。

（3）咽下哽噎感，但较轻，且时轻时重，终可发展为持续性。

（4）胸骨后闷胀感和咽部干燥发紧感，此类症状较少见。

（二）食管癌中晚期

食管癌的典型症状是进行性吞咽困难。

（1）随着癌瘤侵犯食管全周，哽噎症状日趋加重，进而半流食和流质饮食都难以下咽。

（2）伴随哽噎症状的是呕吐黏液、发生呼吸道误吸而引起呛咳和肺炎。

（3）进食困难的患者伴有严重脱水和营养不良，出现体重明显下降和恶液质。

（4）当患有食管癌并有溃疡时，可出现胸背部持续性隐痛，出现剧烈疼痛时提示出现穿孔或行将穿孔。

（5）当癌肿侵及邻近器官并发穿孔时，会发生食管支气管瘘、纵隔脓肿、肺炎、肺脓肿和主动脉穿孔大出血。

（6）其他：压迫喉返神经导致声音嘶哑，骨转移引起骨痛，肝转移引起黄疸。

四、辅助检查

（一）食管脱落细胞学检查

此检查方法对受检者造成的痛苦比较小，且操作简便，因此非常适用于大面积普查，有大约90%的阳性检出率，大约10%的假阴性率，以及不足1%的假阳性率。但对于晚期病例，此检查方法的阳性率反而会出现下降，这是因为狭窄严重，导致网套无法通过肿瘤物。此检查方法禁用于患有食管静脉曲张、高血压或严重的心肺部疾病的患者。

（二）X线钡餐造影

有经验的放射科医师充分调好钡剂，让病人分次小口吞咽，多方位仔细观察，X线钡餐只有70%的早期阳性率。

早期征象：①黏膜皱襞增粗、迂曲或虚线状中断和食管边缘呈毛刺状；②扁平、息肉状小的充盈缺损直径约0.5 cm；③小溃疡龛影直径为0.2～0.4 cm；④局限性管壁发僵，钡剂滞留。

中晚期征象：可见食管病变段管腔狭窄，充盈缺损，管壁蠕动消失，黏膜紊乱，溃疡龛影，软组织影和腔内型的巨大充盈缺损而导致管腔变宽的矛盾现象。

（三）内镜检查

为了提高早期食管癌的内镜检出率，在检查过程中，可采用食管黏膜染色法，如甲苯胺蓝、鲁哥氏碘液。

内镜下早期表现如下：局限性糜烂；局部黏膜充血，边界不清；粗糙小颗粒；其他较少见的小肿物、小溃疡、小斑块。

中晚期食管癌内镜下表现比较明确，易辨认，如结节样、菜花样肿物；食管黏膜充血水肿、苍白发僵，触之易出血；溃疡、管腔狭窄等。

（四）胸部 CT 扫描

有意义的 CT 阳性征象包括以下几个：①气管、支气管可能受侵征象，如气管、支气管受挤移位，后壁受压凸向管腔，与食管之间的脂肪层消失不可辨认；②心包、主动脉受侵征象，如心包、主动脉与病变段食管间脂肪平面消失，而肿瘤部位上下端脂肪层尚存在，食管病变段与主动脉圆周交接之角度 ≥ 90°；③纵隔、腹腔淋巴结转移，淋巴结直径 > 1 cm，列为可疑；④肝转移。

CT 所见不能鉴别正常体积的淋巴结有无转移，无法肯定肿大的淋巴结是由炎症或转移引起，更无法发现直径 < 1 cm 的转移性淋巴结。因此，不能单凭 CT 的"阳性发现"而放弃手术机会。

（五）食管超声内镜检查

此种检查可以精确测定病变食管壁内浸润的深度，可以测出食管壁外异常肿大的淋巴结，可以区别食管病变位于食管壁内还是壁外。

五、诊断

食管癌的早期发现、早期诊断很重要。面对年龄在 50 岁以上（高发区在 40 岁以上）且进食时有滞留感或咽下不顺感的患者，应及时详细询问病史，进行症状分析并做有关检查，以明确诊断。

六、治疗

（一）手术治疗

若病变处于早期，一般会以手术治疗为主；若为晚期病变，且病灶位于中、上段，年龄较大或者存在手术禁忌证者，则放射治疗为最佳方案。食管癌的放射治疗分为两类，即姑息类和根治性。若在上胸段和颈段进行食管癌手术，则会造成较大的创伤，增加并发症的发病概率，而放疗相较来说损伤较小，且疗效比手术要好，因此以放疗为优先。若患者全身无严重问题，可以进行流质或半流质饮食，没有食管穿孔、气管侵犯以及出血征象，为胸段食管癌且不存在远处转移和锁骨上淋巴结转移，病灶长度小于 8 cm，没有内科禁忌证，此类患者则可以采取根治性放疗。其他患者可采用姑息性放疗，旨在减轻疼痛，缓解食管梗阻，减轻进食困难，提升其生存质量，延长生存期。

（二）药物治疗

食管癌的细胞增生周期约为 7 d，较正常食管上皮细胞周期稍长。最常用的药物有博来霉素（BLM）、丝裂霉素 C（MMC）、阿霉素（ADM）、5- 氟尿嘧啶（5-Fu）、甲氨蝶呤（MTX）、环己亚硝脲（CCNU）、丙咪腙（MGAG）、长春花碱酰胺（VDS）、鬼臼乙叉甙（VP-16）以及顺氯氨铂（DDP），单一药物化疗的缓解率在 15% ～ 20%，缓解期为 1 ～ 4 个月。联合化疗多数采用以 DDP 和 BLM 为主的联合化疗方案，有效率多数超过 30%，缓解期为 6 个月左右。联合化疗不仅用于中晚期食管癌，还用于手术和放疗的综合治疗。目前，临床上常用的联合化疗方案有 DDP-BLM、BLM-ADM、DDP-VDS-BLM 等。临床观察发现，DDP、5-Fu 和 BLM 等化疗药物具有放射增敏作用。

七、预防

（一）一级预防

恶性肿瘤一般都是环境因素和宿主个人因素之间相互作用的结果。因此，如果能尽可能地减少或阻断人体和致癌物之间的接触，就可以有效地降低食管癌发病概率，这一点可以在高发区多年来积累的经验中得到证明。

相关数据显示，食管癌高发区的水和低发区的水相比，有更高的亚硝胺含量。所以，必须防治水源污染，维护环境卫生，尽量减少饮用沟塘水。据相关调查显示，人体内硝酸银与亚硝酸盐含量的增加以及食管癌高发区的饮用水都受到了过度施用氮肥的影响。因此，必须合理使用氮肥，增施锌肥、钼肥，调整氮磷钾化肥比例，合理分配和施用化肥，避免氮对环境造成污染。

注意粮食防霉祛毒。粮食在霉变之后会出现许多致癌毒素，所以必须积极开展粮食防霉工作，向公众宣传家中储粮时如何防止发霉。通常粮食防霉只需要含水量低于 13% 即可。倘若发现粮食出现霉变，必须经常晾晒，在食用时，注意挑拣，并清洗多次，进行加碱处理，避免或减少霉菌毒素。对容易产生霉菌的食品加工方式进行改进或直接废除。推广抗霉菌粮食。

不吃霉变食物。目前，已有充分证据证明，食用霉变食物，特别是酸菜、霉窝窝头和鱼露，是食管癌发病的重要因素之一，因此应大力宣传这类食品对人体健康的危害，同时鼓励种植蔬菜和水果，以增加对蔬菜和水果的摄入量，补充维生素 C。霉变的食物一方面产生霉菌毒素或代谢产物，另一方面促进亚硝胺的内合成，是导致食管癌的主要因素。多吃新鲜蔬菜或补充维生素 C 可阻断体内亚硝胺的合成，使胃内亚硝胺含量降低，从而降低胃内亚硝胺的暴露水平。另外，通过林州市的营养预防试验发现，补充核黄素和烟酸能降低食管癌的发病率。同时，应该积极研究科学的酸菜制作和保存方法，以满足当地居民世代以来养成的传统饮食习惯。

改变不良生活习惯。不吃过热食物，不食粗糙过硬食物，不偏食，饮食品种要多样化，多吃新鲜粮食、蔬菜和水果。食用核黄素强化食盐，在高发区膳食中，核黄素含量不足，当缺乏时，可促进食管肿瘤生长。不吸烟，饮酒要适量。

遗传致病因素的预防。食管癌具有较普遍的家族聚集现象，这表明有食管癌家族史的患癌易感性确实存在，因此应加强同代人群的监测工作。如果患者为男性，就加强男性监测，特别是 49 岁之前的人群；如果患者是女性，就加强女性监测，特别是 50 ~ 69 岁的人群。同时，把 3 代人中发生过大于等于两例食管癌死亡的家庭当作危险家庭，把这些家庭中 40 ~ 69 岁的成员当作风险人群，定期为他们进行体检，提供预防性药物或维生素，劝导他们改变生活习惯。

发病学预防。应用中西药物和维生素 B_2 治疗食管上皮增生，以阻断癌变过程。食管炎、食管白斑、食管息肉、食管憩室、贲门失弛缓症等与食管癌相关的疾病由于组织学改变、功能变异、局部受刺激，容易恶化形成癌症。一定要密切观察、积极治疗和采取有效的措施预防。

（二）二级预防

由于食管癌的发生、发展时间较长，如能做到早期发现、早期诊断并予以及时治疗，特别是阻断癌前病变的继续发展，可做到肿瘤预防。

向公众普及食管癌防治知识。食管癌是由食管黏膜正常上皮细胞受体内外各种因素刺激逐渐演变为癌。一般情况下，食管上皮的重度增生需要数年才会发展成早期癌，再发展为晚期癌则需要一年左右的时间。早期食管癌并非完全没有信号和症状，但许多信号和症状都比较轻微，无须治疗便会自动消失，因而被患者和医生忽略，未能进一步检查确诊，导致失去最佳治疗时机。

大部分的早期食管癌患者都有不同程度、不同种类的自觉症状，包括以下几种：①食管内异物感；②咽食物时有哽噎感；③食物下行缓慢、有滞留感；④胸骨后疼痛；⑤下咽时食管有疼痛感；⑥胸骨后有闷胀感；⑦咽喉部有干燥和紧缩感。

食管癌的普查将食管癌高发区年龄大于 35 岁、有食管癌家族史或存在食管上皮增生的患者定为高危人群，予以重点监测，并且对食管癌高发区大于 35 岁居民尽量予以普查。普查以食管拉网细胞学检查为主，发现可疑患者，应尽快进行内镜检查，以达到早期诊断的目的。对食管癌的早期表现，如"吞咽不适感"，应使食管癌高发区广大人群所熟知，以提早患者的就诊时间，使他们早日诊断和治疗。

对于食管癌的筛查建议有两种方案，在具体实施时，可根据不同情况选择。①最佳方案：直接开展内镜筛查，应用内镜检查及碘染色，并进行指示性活检，这种方法敏感度高，特异性强，可以查出不同程度的癌前病变和很早期的食管黏膜内癌，很少漏诊。通过这种方法可一次性完成筛查和诊断两步工作。需培养一批技术熟练、经验丰富的医技人员，以保证筛查的准确性和可靠性。这种方法成本较高，建议在经济状况较好的食管癌高发区开展。②初级方案：采用细胞学初筛与内镜检查确诊相结合的方案。先开展细胞学拉网初筛，再对细胞学可疑者进行内镜检查，从而做出组织学诊断。该方案虽然所选初筛方法敏感度和特异度相对较低，但操作简单，可大幅度降低筛查成本，在一定程度上浓聚高危人群，适用于卫生资源欠缺的食管癌高发区。

（三）三级预防

所谓三级预防，是以提高患者的治愈率、生存率和生存质量为目标，注重康复、姑息和止痛治疗。

为患者提供规范化诊治方案，进行生理、心理、营养和康复方面的指导。做好临终关怀，提高晚期患者的生存质量。

第四章　胃部肿瘤的诊治与预防

第一节　胃良性肿瘤的诊治与预防

胃良性肿瘤占胃肿瘤的 3% ～ 5%，可分为上皮性肿瘤（腺瘤、乳头状瘤、异位胰腺等）及间质性肿瘤（平滑肌瘤、纤维瘤、神经纤维瘤、脂肪瘤和血管瘤）两类，临床上最多见的是腺瘤和平滑肌瘤。

一、胃腺瘤

（一）概述

胃腺瘤又称腺瘤性息肉，约占胃良性肿瘤的 3/4，可以发生于任何年龄，但以 60 ～ 70 岁多见，男女之比为 2 ：1。

本病多发生于胃窦部，可单个或多个，病理分管状腺瘤、绒毛状腺瘤和混合性腺瘤。部分腺瘤可发生恶变，瘤体直径大于 2 cm，绒毛状腺瘤、非典型增生Ⅲ度者恶变率高。

（二）临床表现

多无症状，腺瘤较大或糜烂者可能有上腹不适、隐痛。幽门部带蒂腺瘤可经幽门管进入十二指肠，出现间歇性幽门梗阻。本病的主要并发症是出血。

（三）辅助检查

1. 内镜检查

这是最重要的诊断方法，不少患者是在内镜检查时偶然发现的。内镜下观察腺瘤呈圆形或椭圆形，少数呈分叶状，有蒂或无蒂；表面光滑或桑葚样，或表面发红、出血。约一半息肉的直径为 0.5 ～ 1.0 cm，少数直径 > 2 cm。内镜下活检组织病理学检查多能确定病理类型和病变性质。但内镜下取材有局限性，不能反映全部腺瘤性质。

2. X 线检查

钡餐对诊断胃腺瘤有一定价值。

（四）诊断

本病根据临床表现与辅助检查可进行诊断。

（五）治疗及预后

本病可经内镜行电凝切除术、黏膜切除或剥离术。对于切除有困难者，需进行手术治疗。在术后，应随访。

本病早期发现，早期治疗预后良好。

二、良性间质瘤

（一）概述

本病起源于平滑肌层，以前称为胃平滑肌瘤，是胃常见良性肿瘤，其发生率仅次于腺瘤，可发生于任何年龄，但以 50 岁以上者多见，男女发生率相近。

本病为胃间质性肿瘤，可发生在胃的任何部位，按与胃壁的关系划分，可分为黏膜下型、浆膜下型和壁内型，向胃腔内外同时突出者称哑铃型或混合型，绝大多数为单发，向腔内突出者多呈卵圆形，一般直径为 2～4 cm，也可为 10～20 cm。60% 患者的肿瘤顶部可因血供不足而致溃疡形成。约 2% 的病例可发生恶变。

（二）临床表现

本病不具备特征性的临床症状，当患者瘤体不超过 2 cm 时，往往不会出现症状。待到溃疡形成后，会导致上消化道出血，此为首发临床表现，为黑粪和间歇性呕血，可伴随大量出血。

（三）辅助检查

1. 上消化道内镜

瘤体一般为半球形、圆形隆起或者球形，向腔内突入，界限清晰明显，隆起处黏膜色泽光滑，与周边一致，显紧张。肿瘤在黏膜下会拱起正常黏膜皱襞，部分隆起的顶端黏膜会出现出血、充血、糜烂症状，或伴有溃疡，附着血性分泌物与白苔。通过内镜检查无法区分是平滑肌肉瘤还是平滑肌瘤。活检病理也因是黏膜下发生的病变而难以做出诊断，若要提高诊断阳性率，可在顶端糜烂处进行活检，或者直接进行挖洞式活检，但存在大出血风险。

2. 内镜超声（EUS）

EUS 对黏膜下肿瘤的诊断是 EUS 的优势之一，具有较高的诊断价值，是重要的诊断方法。

3. 胃肠钡餐检查

胃肠钡餐检查有助于本病的诊断。

4. CT

CT 是较有价值的诊断方法，可清楚地显示肿物的位置、大小以及与周围组织器官之间的关系。

5. 血管造影

选择性腹腔动脉造影对正在出血的平滑肌瘤患者较有价值，因其为多血供肿瘤，即使是出血停止后也有助于诊断。但此项检查为创伤性检查，只适用于通过上述检查方法不能确诊者。

（四）诊断

本病根据临床表现和辅助检查可进行诊断。但上述检查有时难以做出定性诊断，因此需要提取病变组织进行病理检查。

（五）治疗及预后

本病一般可行 EMR 或 ESD 治疗。瘤体直径过大、多发、可疑恶变者应予以手术切除。

本病一般预后良好，但可并发大出血，少数可发生恶变。因此，一旦发现，应及时予以治疗。

第二节　胃癌的诊治与预防

一、概述

胃癌是源自胃黏膜上皮细胞的恶性肿瘤，占胃恶性肿瘤的 95%。胃癌至今仍是常见的恶性肿瘤，位于全球癌症死因第 3 位。我国是胃癌高发区，发病率为 34.6/10 万人，死亡率为 30.2/10 万人。[①]

二、病因

目前认为下列因素与胃癌的发生有关。

饮食因素：食盐可能是外源性胃癌诱发因素之一，居民摄入食盐多的国家，胃癌发病率也高。亚硝胺类化合物已成功地在动物体内诱发胃癌。熏制的鱼肉含有较多的 3，4- 苯并芘；发霉的食物中含有较多的真菌毒素；大米加工后外面覆有滑石粉，其化学性质与结构都和石棉纤维相似。上述物质均被认为有致癌作用。

遗传因素：某些家庭中胃癌发病率较高。一些资料表明，胃癌发生于 A 血型的人较 O 血型者多。

免疫因素：免疫功能低下的人胃癌发病率较高，可能机体免疫功能障碍，对癌症的免疫监督作用下降。

感染因素：目前大量研究表明，Hp 菌感染与胃癌发生相关。有研究显示，EB 病毒感染与胃癌的发生也有一定关系。

癌前期变化：所谓癌前期变化，是指某些具有较强的恶变倾向的病变，这种病变如不予以处理，有可能发展为胃癌。癌前期变化包括癌前期状态与癌前期病变。

三、转移途径

直接播散：浸润型胃癌可沿黏膜或浆膜直接向胃壁内、食管或十二指肠发展。癌肿一旦侵及浆膜，即容易向周围邻近器官或组织（如肝、胰、脾、横结肠、空肠、膈肌、大网膜及腹壁等）浸润。在癌细胞脱落时，也可种植于腹腔、盆腔、卵巢与直肠膀胱陷窝等处。

淋巴结转移：占胃癌转移的 70%，胃下部癌肿常转移至幽门下、胃下及腹腔动脉旁等淋巴结，上部癌肿则常转移至胰旁、贲门旁、胃上等淋巴结。晚期癌可能转移至主动脉周围及膈上淋巴结。腹腔淋巴结与胸导管直接相通，因此可转移至左锁骨上淋巴结。

血行转移：在部分患者的外周血中，可发现癌细胞，可通过门静脉转移至肝脏，并可达肺、骨、肾、脑、脑膜、脾、皮肤等处。

---

① 简丹丹,吴清明,龙辉.胃癌可控危险因素 10 年研究进展[J].临床消化病杂志,2021,33(5):374.

四、临床表现

（一）症状

早期胃癌，70% 以上的患者没有明显症状。根据发生机制划分，晚期胃癌症状分为以下四种。

（1）因癌肿增殖而发生的能量消耗与代谢障碍可导致抵抗力低下、营养不良、维生素缺乏等，表现为乏力、食欲不振、恶心、消瘦、贫血、水肿、发热、便秘、皮肤干燥和毛发脱落等。

（2）胃癌溃烂而引起上腹部疼痛、消化道出血、穿孔等。胃癌疼痛常为咬啮性，与进食无明确关系或进食后加重。有的和消化性溃疡的疼痛一样，进食或抗酸剂可缓解，这种情况可维持较长时间，以后疼痛逐渐加重而持续。在癌肿出血时，表现为粪便隐血试验阳性、呕血或黑粪，5% 的患者出现大出血，甚至有因出血或胃癌穿孔等急腹症而首次就医者。

（3）胃癌的机械性作用引起的症状包括胃充盈不良而引起的饱胀感、沉重感，以及无味、厌食、疼痛、恶心、呕吐等。胃癌位于贲门附近可侵犯食管，引起打嗝、咽下困难；位于幽门附近，可引起幽门梗阻。

（4）癌肿扩散转移引起的症状，如腹水、肝肿大、黄疸及肺、脑、心、前列腺、卵巢、骨髓等的转移而引起相应症状。

（二）体征

早期胃癌可无任何体征，中晚期癌的体征中以上腹压痛最为常见。1/3 的患者可扪及上腹部肿块，质坚而不规则，可有压痛。能否发现腹块与癌肿的部位、大小及患者腹壁厚度有关。胃窦部癌可扪及腹块者较多。

其他体征多由胃癌晚期或转移而产生，如肿大、质坚、表面不规则的肝脏、黄疸、腹水、左锁骨上与左腋下淋巴结肿大。男性患者在进行直肠指诊时，于前列腺上部可扪及坚硬肿块；女性患者在进行阴道检查时，可扪及肿大的卵巢。其他少见的体征尚有皮肤、腹白线处结节，腹股沟淋巴结肿大，晚期可发热，多呈恶病质等。

五、辅助检查

（一）实验室检查

1. 胃液检查

约半数胃癌患者胃酸缺乏。基础胃酸中乳酸含量可超过正常（100 μg/

mL），但胃液分析对胃癌的诊断意义不大。

2. 生物学与生物化学检查

包括癌的免疫学反应、特殊化学成分的测定及酶反应等，如血清胃蛋白酶原Ⅰ及胃蛋白酶原Ⅰ/Ⅱ之比、CEA、CA19-9、CA125等癌胚抗原及单克隆抗体的检测等，但这些检查假阳性率与假阴性率均较高，特异性不强。

（二）影像学检查

1. 胃肠 X 线检查

胃肠 X 线检查为胃癌的主要检查方法，包括不同充盈度的投照以显示黏膜纹，如加压投照力双重对比等方法，尤其是钡剂、空气双重对比方法，对检出胃壁微小病变很有价值。

2. 内镜检查

可直接观察胃内各部位，对胃癌尤其对早期胃癌的诊断价值很大。用普通胃镜可直接观察胃内形态变化，并能对病变组织进行活检，内镜多块活检可以提高诊断阳性率。目前，国内外为提高内镜的诊断和介入治疗技术水平，开发了各种新的内镜技术，现介绍如下。

（1）超声内镜：将微型高频超声探头安置在内镜顶端，既可通过内镜直接观察腔内形态，又可进行实时超声扫描，进一步获得胃壁的层次及周围邻近脏器的超声图像；既能判断病灶部位和范围，又可判断病变的浸润深度、有无邻近脏器的侵犯以及周围有无淋巴结肿大等。因而，对胃癌进行术前分期可以为确定治疗或手术方案、评估预后尤其是为 EGC 行内镜下黏膜切除术（EMR）提供依据。

（2）色素内镜：通过向胃黏膜喷洒药物观察黏膜颜色改变等方法可提高早期胃癌诊断准确性。口服或将色素喷洒在胃黏膜上，或经血管注射色素后，做胃镜检查，称为色素胃镜，目前已取得较多进展，可明显提高早期胃癌检出率。色素胃镜的优点如下：良恶性病变染色不同，容易进行鉴别诊断；对癌变区域判断更准确，可提高胃癌的活检阳性率；能观察到胃小区的大小、形状和排列的方式；能显示黏膜表面的细小凹凸改变。早期胃癌在普通胃镜检查时不易被发现，易漏诊，用染色法能提高其诊断率。

（3）放大内镜：放大内镜装备了可变焦的镜头，便于内镜医生观察消化道黏膜微细结构的变化，以判断病变的良恶性、区分组织学类型以及判断病变的深度和范围。色素染色和放大内镜检查相结合，利用某些染料在内镜下对黏膜组织进行染色，可以更为清晰地看到病变的本来面目。

（4）荧光内镜：生物组织在光激发下可产生荧光，肿瘤组织与正常组织的荧光光谱存在差异。荧光内镜检查对早期胃肠道肿瘤和癌前病变的检查具有快速、简便、可实时发现病灶和帮助引导活检等优点。

（5）近红外线电子内镜：近红外线能穿透组织，而常规内镜的光线不能。应用近红外线电子内镜检查有助于正确估测早期胃肠道肿瘤范围，并能了解浸润深度和有无局部淋巴结转移。

3.B 超

可了解胃壁是否增厚及胃周围实质性脏器有无转移。

4.CT 检查

了解胃肿瘤侵犯情况，与周围脏器的关系，有无切除可能。

六、诊断

本病根据临床表现及辅助检查可做出诊断。

七、治疗

胃癌的治疗与其他恶性肿瘤的治疗相同，均应将手术治疗作为首选方法，同时根据情况合理地配合化疗、放疗、中医中药和免疫治疗等进行综合治疗。

根据 TNM 分期，当前采用综合治疗方案，大致如下。

Ⅰ期胃癌属于早期胃癌，主要以手术切除为主。对个别Ⅱa + Ⅱc 型侵及黏膜下层、淋巴结出现转移者，应配合一定化疗。

Ⅱ期胃癌属于中期胃癌，主要以手术切除为主。有的应配合辅助化疗或免疫疗法。

Ⅲ期胃癌多侵及周围组织，并出现较广泛的淋巴结转移，以手术切除为主，应配合化疗、放疗、免疫治疗和中医中药治疗。

Ⅳ期胃癌已属晚期，多采用非手术疗法，有适合手术者，应尽量切除原发与转移病灶，配合化疗、放疗、免疫、中医中药综合疗法。

（一）手术治疗

手术治疗分为根治性手术、姑息性手术和短路手术。

根治性手术切除指主观判断上肿瘤已被切尽，可以达到治疗的效果，实际上只有一部分能达到治愈。

姑息性切除指主观上判断肿瘤已不可能完全切除，但主要的瘤块可切除，切除肿瘤可解除症状，延长寿命，为进一步综合治疗创造条件。

短路手术主要用于已不可能手术切除的伴有幽门梗阻的病例，做胃空肠吻合术可缓解梗阻。

（二）放射治疗

术前放疗：对某些进展期胃癌，临床上可摸到肿块，为提高切除率而进行的术前局部照射。每次 200 cGy，5 次 / 周，共 4 周，总量为 4 000 cGy。停止放疗后 10 ～ 14 d 做手术。可采取局部切除治疗，但不能影响淋巴结转移的程度，术前费时 6 周。

术中放疗：在肿瘤切除后建立胃肠吻合前，针对以腹腔动脉为中心的术野进行一次大剂量照射，以 3 000 ～ 3 500 cGy 为宜。对进展期胃癌，可提高 5 年生存率约 10%。在术中，要确保将肠道隔离在照射野外，防止放射性并发症的发生。

术后放疗：多数学者认为无效。

（三）化疗

除早期胃癌可不用化疗外，其他进展期胃癌均应适当化疗。

周身化疗：临床上决定化疗方案。先考虑肿瘤病理类型、部位、病期等因素。胃癌多为腺癌，常选用 5-FM、MMC、ADM、Me-CCNU 等药物。在术后第一年，应化疗三个疗程，每疗程约两个月，休息两个月后，进行第二疗程。第 2 ～ 3 年每年化疗两个疗程，第 4 ～ 5 年每年化疗一个疗程，五年后可不必化疗。

腹腔化疗：可术后腹腔置管或腹腔埋置化疗泵及插管化疗，增加局部浓度。

（四）免疫疗法

免疫治疗与化疗并用，可延长患者生命。常用干扰素、IL-2、BCG 等药物。

八、预防

（一）一级预防：减少致癌因素

控制每天摄入的盐量。如果长期保持高盐饮食，会导致人的胃黏膜保护层受到损害，而失去保护层的黏膜将会直接与致癌物接触，导致胃癌发病率提升。除此之外，胃中的硝酸盐和食物中的胺会形成致癌化合物。

避免进煎、炸、烤、烟熏食物。这些经过高温油炸、熏烤等操作流程的食物一般含有许多致癌物质，如 N—亚硝基化合物、多环芳烃等。

坚持健康饮食习惯。吃饭时喜欢狼吞虎咽，或者经常不吃早饭等行为会让胃黏膜受到反复损伤。除此之外，剩饭剩菜放置一段时间后很容易变质，会形成致癌物质。

不抽烟、不酗酒。烟酒已经被明确为导致胃癌的因素之一。吸烟量过多、二手烟等都会提升患癌风险，而酒水中的乙醇会对胃黏膜造成损伤，长期饮用大量高浓度酒精饮品的人患胃癌的概率也会明显增加。

经常食用新鲜水果和蔬菜。相关研究表明，每天都食用新鲜水果和蔬菜的人比吃水果和蔬菜较少者的患癌概率更低。果蔬中含有丰富的膳食纤维和大量的维生素，可以满足人体每日所需营养，提升人体免疫力，因此可以预防胃癌，并且姜蒜类的蔬菜会降低胃癌患病风险。

坚持锻炼。如今，随着社会发展和科技进步，人们的生活变得越来越充实、繁忙，娱乐活动也越来越丰富，许多人因此很少甚至不再锻炼身体。而生命在于运动，如果运动量过少，人体免疫力也会降低，所以建议每天坚持锻炼。

（二）二级预防：早筛查、早诊断、早治疗

通常情况下，早期发现胃癌，患者的存活率还是比较高的，因此做好二级预防至关重要。

常用的胃肠道肿瘤诊断方法是内镜检查（胃镜、超声胃镜检查），一般怀疑胃部有良性或恶性肿瘤的患者，通常会做胃镜检查。除了内镜检查之外，脱落细胞学检查、B超检查、CT检查、核磁共振成像检查都能适用。

（三）三级预防：康复治疗

如果患者在诊断时已经是中晚期，单纯的手术治疗已经不能起作用，应实施综合治疗，尽量提高患者的生存率，帮助患者解除疼痛，提高他们的生活质量。在对患者进行治疗后，要定期随访观察，采取各种措施促进患者康复。对晚期病人，应给予适当的临终关怀。

第五章 肝脏肿瘤的诊治与预防

第一节 肝脏良性肿瘤的诊治与预防

一、肝血管瘤

（一）概述

肝血管瘤是肝脏良性肿瘤中最为常见者，常合并有肝脏或其他器官的囊性变，可发生于任何年龄，但多在中年以后发病，女性明显多于男性。该肿瘤大都为单发，少数为多发。肿瘤边界清楚，无纤维包膜，一般体积小，直径在1～3 cm，但有时较大，甚至达到巨大的程度。

肿瘤呈紫蓝色或暗红色，于肝包膜下，可向外突出于肝表面，也可比较深在，肿瘤由充满血液的血管囊腔构成，壁由扁平上皮细胞被覆，囊腔之间有纤维间隔。肿瘤可形成钙化、纤维化及血栓，一般不产生恶变。血管内皮瘤多发生于乳幼儿，镜下观察有充满血液的多数囊性间隙，但囊壁由多层内皮细胞构成，无乳头状突出于腔内，易产生恶变。

（二）病因

该病病因尚不明确，可能由先天性血管发育异常引起。肝动脉造影、门静脉造影和肝海绵状血管瘤切除标本血管铸型的观察均证实肝血管瘤是肝动脉末梢的先天性血管畸形，其血供完全来自肝动脉。有人提出，雌激素与肝血管瘤发生有关，由于妇女在妊娠期肝血管瘤的增长速度明显加快，说明雌激素很有可能有促进该病发展的作用。

（三）临床表现

1. 症状

该肿瘤通常不会出现临床症状，往往是在体检的 B 超检查项目中偶然发现的。待肿瘤体积增长至一定程度时，会出现肝部隐痛、腹部肿块等症状。临床表现取决于肿瘤大小、部位、增长速度和其对肝实质的受累程度，分别有腹块型、瘤蒂扭转型、隐匿型和内出血型。腹块型比较常见，表现为上腹部腹块，光滑柔软可压缩，可变性较大，增长缓慢，基本无压痛，有些患者没有主观症状。部分患者会有血管杂音，若对肿瘤进行压迫，杂音会减轻、消失。当肿瘤增长至巨大时，会压迫到邻近的器官，引发胆道、胃肠功能紊乱，出现腹痛、消化不良、黄疸等症状。一些由于蒂带扭转或肿瘤破裂呈现出急腹症表现，易造成误诊。

2. 体征

（1）腹部包块：本病最常见的表现，不少患者以腹块为唯一主诉或体征，包块位于上腹部，它是肝脏良性肿瘤最重要的体征，肿块与肝脏相连，肝脏肿大或在正常范围内。肿块位置固定而少移动、形态及大小不一，一般增长缓慢而无压痛。肿块硬度坚实，但肝血管瘤可被压缩。

（2）门脉高压症：较罕见，是由肿瘤引起门静脉机械性梗阻所致。

（3）血管杂音：与肿瘤压迫腹主动脉或肝动脉有关。杂音的出现对肿瘤诊断有一定帮助。

（4）其他：当良性肿瘤发生某种并发症时，可出现相应体征。例如，肿瘤蒂扭转可出现急腹症体征，破裂出血可出现腹腔积血或休克征象。

（四）辅助检查

1. 实验室检查

肝功能大多正常，血常规检查巨大肝海绵状血管瘤病人会出现贫血，白细胞和血小板计数减少或纤维蛋白原减少。

2. 影像学检查

（1）B 超检查。B 超检查是一种较敏感无损伤性检查，不仅可显示肿瘤大小、部位、内部结构等，还可动态观察肿瘤的变化，尤其是采用彩色多普勒超声检查有助于良恶性肿瘤的鉴别。

（2）CT 扫描。CT 平扫图像上呈现密度均匀一致的低密度区，边界清楚，也可在低密度区出现更低密度区，这是由血管瘤内血栓形成的，有的血栓机化形成纤维样结构。在快速注射造影剂做增强显像时，则出现由瘤体周边和中心逐渐增高密度图像，可形成"环形""斑片状"或"半杯状高密度区"。这些高密度区逐步弥散、扩大、融合，延迟扫描可见肿瘤完全充填。

（3）MRI 检查。据统计，MRI 对肝脏良恶性占位病变的鉴别诊断正确率大于 90%。可直接显示肿瘤部位、数目、大小和形态，可以根据信号强度，提示病变性质。通常在 T_1 加权成像时，小的肝血管瘤为低信号、等信号，稍大的肝血管瘤信号可为不均匀混杂信号或强信号；在 T_2 加权成像时，全部是强度非常高的信号，边界清楚，并随回波延长其信号强度明显增加。这种信号强度均匀，一般比肝癌高。肝癌在 T_1 加权图像上信号中等偏低，在 T_2 加权图像上则呈中等偏高，特别是在 T_2 加权第 2 个回波图像上，信号强度又明显降低，与少数严重纤维化的肝血管瘤与囊性转移癌难以鉴别。

当肝海绵状血管瘤体积小，位于周边时，占位效应不明显，表现为肝内血管受压，血管呈弧形移位，而一般并无附近血管的侵蚀。当 T_2 加权图像为均匀的高信号区时，称"灯泡征"，边界锐利，占位效应不明显，不伴有肝硬化征象，而在 T_1 加权图像上信号呈等信号强度时，大多数为肝海绵状血管瘤特征。

（4）核素扫描。用放射核素扫描肝脏，可见肝内局限性核素减退或缺损区，提示肝内占位性病变。动态观察核素缺损区的扩展速度，以及将检查结果与肝酶谱、甲胎蛋白等进行综合判断，有助于肿块性质的鉴别。

（5）血管造影。在血管造影时，出现瘤体显影早而消失慢，即所谓"早出晚归"征。大于 10 cm 的肝血管瘤常表现为"爆米花状"，由于肿瘤中心血流缓慢而呈"C"或"环状"巨大血管瘤，供血动脉常增粗，动脉期表现为"雪树枝"或"腊梅花"状，实质期呈"血片状"，大结节呈"米花团状"。

（五）诊断

诊断要点如下：①增大缓慢的颌骨无痛性膨胀、面部畸形，有乒乓感；②穿刺抽出草黄色液体，牙源性角化囊肿则为白色角化或油脂样物；③牙源性者有病源牙或牙缺失；④X 线表现为颌骨内的囊性透光影，此透光影边界光滑平缓，有一致密白色硬化边；⑤病理组织学检查确诊。

（六）治疗及预后

肝血管瘤的大小、生长速度与其是否出现临床症状决定了是否对其进行治疗。一般瘤体小于 5 cm 且无症状时，不需要进行治疗，但要注意每 6 个月进行超声检查。部分青壮年的瘤体会出现突然增长的情况，并迅速出现相关症状。超过 5 cm 且有症状的血管瘤建议进行治疗，手术切除是首选的治疗方法。位于肝表面的血管瘤可以通过腹腔镜进行切除手术。除此之外，还可以根据肿瘤所处部位以及瘤体大小选择微波、激光、放射、硬化剂注射和介入栓塞等方法。无法切除的巨大肝血管瘤建议考虑肝移植。

肝血管瘤通常发展速度比较缓慢，很少有恶变倾向，因此预后良好，但剧烈运动或妊娠等原因会导致瘤体突然增长，而遭遇外伤会导致血管瘤出现破裂状况，危及患者生命。一些患者会由于纤维蛋白原、血小板减少而出现凝血功能障碍，引起出血性疾病而死亡。

二、肝细胞腺瘤

（一）概述

肝细胞腺瘤是一种较少见的肝细胞良性增生，通常发生于正常的肝脏内。在类固醇激素避孕药问世以后，文献报道的关于本病的情况越来越多。

肝细胞腺瘤一般为单发结节，偶尔为多发病灶。病变多呈球形，直径大小不一，一般为 0.5 ~ 20 cm。腺瘤往往向肝表面隆起，少数带蒂。其色泽由脂肪变性的淡黄色至胆汁淤积稍带绿色及棕色。其具备不完全的包膜或无包膜和分叶，切面显示与周围的肝脏分界清楚。约 1/3 的瘤体内有坏死和出血，有时可见到不规则的纤维瘢痕组织。

镜下，肿瘤由外观正常的肝细胞组成，细胞内含糖原，排列成片状或条索状，或呈泡状。腺瘤细胞比正常肝细胞略大或等大，无核分裂象、无汇管区、无毛细胆管和细胞胆管。

（二）病因

目前对本病确切的发病机制尚不清楚，但多数学者认为其与口服避孕药有密切关系。研究发现，避孕药含有雌激素，可能诱发本病。在妊娠期或妊娠期后，本病发生亦较多。通过动物实验观察到，雌激素可促使雌性大鼠的肝再生。黄体酮类激素可增加某些化合物的致癌性，其结构与同化类固醇雌激素颇相似，后者可诱发肝细胞癌，也偶尔并发肝细胞腺瘤。临床观察显示，肝细胞腺瘤会因停服避孕药而缩小、消退，也可因妊娠促使肿瘤增大。

（三）临床表现

本病患者常无症状，5% ~ 10% 的病例是偶然发现的，25% ~ 35% 的病人发现腹块，20% ~ 25% 的病人有慢性或轻微性腹痛，30% ~ 40% 的病人因瘤内出血或腹腔出血引起急腹症。腹腔出血往往在月经来潮期间发生，20% 的病人因内出血导致失血性休克，甚至死亡。

（四）诊断

本病的诊断仍根据临床表现和辅助检查，但临床上多数患者无任何症状，一般为体检发现的，无特异肿瘤标志物，绝大多数甲胎蛋白正常且不伴有慢性肝炎。HCA 在 CT、MRI 及超声等影像学表现上均无特异性，容易和 FNH、高分化 HCC、纤维板层型肝癌及乏脂肪型上皮样血管平滑肌脂肪瘤混淆，在影像学诊断肝腺瘤的同时，应进行病理学检查来确诊。

（五）治疗及预后

若肝细胞腺瘤较小，可停服避孕药并进行观察，部分肿瘤会发生明显缩小或直接消失；若肝细胞腺瘤过大，尤其是在肝脏表面生长的腺瘤，很容易发生破裂出血，需及时通过手术切除，或通过坏死疗法治疗。

本病通常有良好的预后，然而若出现破裂出血导致休克，死亡率极高，达到 90%。肝细胞腺瘤有很小可能转化成肝细胞癌，所以建议进行预防性切除。

第二节　原发性肝癌的诊治与预防

一、概述

原发性肝癌（HCC）是指在肝细胞或肝内胆管上皮细胞引起的恶性肿瘤，简称肝癌。根据 GLOBOCAN 2020 公布的新数据，全球肝癌的年新发病例数达到 90.6 万人，居于恶性肿瘤第 6 位，死亡 83 万人，居于恶性肿瘤第 3 位。原发性肝癌在我国尤其高发，是排在第 5 位的常见恶性肿瘤和第 2 位的肿瘤致死病因，2020 年，新增病例 41 万，死亡病例 31.9 万。

二、病因

在我国，HCC 的最常见病因是乙型肝炎病毒（HBV）和丙型肝炎病毒（HCV）感染。近年的研究显示，糖尿病、肥胖、吸烟和药物性肝损伤等也是 HCC 的危险因素。同时，本病具有一定的遗传倾向，所以有肝癌家族史的人群也是 HCC 的高危人群。

尽管引起肝癌的病因相对明确，但是导致肝癌发生、发展的确切机制和途径尚不明确。

三、临床表现

原发性肝癌起病隐匿，早期症状常不明显。当出现典型的临床症状和体征时，一般已属中期、晚期。

（一）症状

（1）肝区疼痛：多为肝癌的首发症状，表现为持续钝痛或胀痛。疼痛部位常与肿瘤位置有关，癌结节破裂出血可导致剧烈腹痛和腹膜刺激征，当出血量大时，可导致休克。

（2）消化道症状：食欲减退、腹胀、恶心、呕吐、腹泻等消化道症状，可由肿瘤压迫、腹水、胃肠道淤血及肝功能损害而引起。

（3）全身表现：进行性乏力、消瘦、发热、营养不良和恶病质等。

（4）副癌综合征：以自发性低血糖、红细胞增多症较为常见，有时还可伴有高钙血症、高脂血症、血小板增多、高纤维蛋白原血症等。

（二）体征

肝大、脾肿大、腹水、黄疸、血管杂音、肝区摩擦音，以及肝外转移时转移部位相应的体征。

四、辅助检查

（一）实验室检查

常规检查可评估患者肝功能及全身状态；肝炎病毒检测可了解患者是否有病毒感染以及感染是否处于活动期；肿瘤标志物检查有助于肿瘤筛查、辅助诊断、鉴别诊断、观察疗效、预测复发及判断预后。

血清甲胎蛋白（AFP）是目前临床上原发性肝癌主要的血清标志物。当血清 AFP ≥ 400 μ g/L 时，排除妊娠、慢性或活动性肝病、生殖腺胚胎源性肿瘤及消化道肿瘤后，高度提示肝癌。对于血清 AFP 轻度升高者，应进行动态观察，并与肝功能变化对比分析，有助于诊断。血清甲胎蛋白异质体、α-L-岩藻糖苷酶、异常凝血酶原和血浆游离微小核糖核酸也可作为肝癌早期诊断的标志物，特别是对血清 AFP 阴性人群。

（二）影像学检查

1.超声显像

超声影像检查具有简便、实时、无创、敏感的特点，可以显示肝脏占位的部位、大小和形态，协助诊断和鉴别诊断，是临床上常用的肝脏影像学检查方法。

2.多期动态增强 CT 和磁共振成像（MRI）

动态增强 CT 和多模态 MRI 扫描是肝脏超声和血清 AFP 筛查异常者明确诊断的首选影像学检查方法。

3.正电子发射计算机断层扫描（PET）

PET/CT 可用于肿瘤分期、疗效评价、指导放射治疗生物靶区勾画、确定穿刺活检部位、评价肿瘤的恶性程度及预后。

4.数字减影血管造影（DSA）

DSA 有一定的创伤性，一般不列为首选，适用于经其他检查后仍未能确诊的患者。

（三）病理检查

肝内或肝外的病理组织学和细胞学检查结果是诊断原发性肝癌的金标准。肝穿刺活检获得的病理诊断对肝癌的确诊、指导治疗及预后判断非常重要。

五、诊断

肝癌的诊断包括病理诊断和临床诊断。病理诊断依据组织学和细胞学检查结果；临床诊断主要依据病史、临床症状、体征、实验室检查、影像学检查等。早期诊断和治疗对提高疗效至关重要。

（一）病理诊断

病理报告重点描述肿瘤的部位、大小、数量、颜色、质地、与血管和胆管的关系、包膜状况、周围肝组织病变、卫星结节、肝硬化类型、肿瘤至切缘的距离及切缘受累情况等。需要合理地应用免疫组化，在必要时，检测基因组学等相关指标，对原发性肝癌与转移性肝癌、肝细胞癌与肝内胆管细胞癌等进行鉴别诊断。常用的肝细胞癌标志物有肝细胞石蜡—1（Hep Par-1）、精氨酸酶—1（Arg-1）、磷脂酰肌醇蛋白多糖—3（GPC-3）、CD10 和谷氨酰胺合成酶（GS）等；胆管细胞癌标志物有细胞角蛋白—7（CK-7）、细胞角蛋白—19（CK-19）和黏蛋白—1（MUC-1）等。

（二）临床诊断

原发性肝癌的诊断金标准仍然是病理组织学和细胞学诊断。

慢性肝病或肝硬化患者至少每隔 6 个月进行 1 次超声及 AFP 检测，若 AFP ≥ 400 ng/mL，在增强 MRI、动态增强 CT 扫描、Gd–EOB–DTPA 增强 MRI、超声造影（CEUS）4 项检查中，至少有 1 项显示动脉期病灶明显强化、门静脉期和平衡期肝内病灶强化低于肝实质（"快进快出"肝癌典型特征），则可做出肝癌临床诊断。当发现肝内直径 ≤ 2 cm 结节时，在上述 4 项检查中，至少有两项显示典型的肝癌特征，则可做出肝癌临床诊断。当发现肝内结节大于 2 cm 时，在上述 4 项检查中，只要有 1 项典型的肝癌特征，即可临床诊断为肝癌。

（三）分期

肝癌的分期对预后评估、合理治疗方案的选择至关重要。结合中国的具体国情及实践中积累的经验，依据患者一般情况、肝肿瘤情况及肝功能情况，建立中国肝癌的分期方案（CNLC）。

CNLC Ia 期：体力活动状态（PS）评分 0 ～ 2 分，肝功能 Child–Pugh A/B 级，单个肿瘤，直径 ≤ 5 cm，无血管侵犯和肝外转移；CNLC Ib 期：PS 评分 0 ～ 2 分，肝功能 Child–Pugh A/B 级，单个肿瘤，直径 > 5 cm，或 2 ～ 3 个肿瘤，直径 ≤ 3 cm，无血管侵犯和肝外转移；CNLC IIa 期：PS 评分 0 ～ 2 分，肝功能 Child–Pugh A/B 级，2 ～ 3 个肿瘤，直径 > 3 cm，无血管侵犯和肝外转移；CNLC IIb 期：PS 评分 0 ～ 2 分，肝功能 Child–Pugh A/B 级，肿瘤数目 ≥ 4 个，肿瘤直径不论，无血管侵犯和肝外转移；CNLC IIIa 期：PS 评分 0 ～ 2 分，肝功能 Child–Pugh A/B 级，肿瘤情况不论，有血管侵犯而无肝外转移；CNLC IIIb 期：PS 评分 0 ～ 2 分，肝功能 Child–Pugh A/B 级，肿瘤情况不论，血管侵犯不论，有肝外转移；CNLC IV 期：PS 评分 3 ～ 4 分，或肝功能 Child–Pugh C 级，肿瘤情况不论，血管侵犯不论，肝外转移不论。

六、治疗

早期肝癌以手术切除为主，也可使用射频消融和肝移植的方法根治疾病。中期患者则主张综合运用手术、血管介入、靶向治疗、免疫治疗、射频消融、放射治疗、化疗等方式进行多学科联合治疗，以控制疾病进展，延长生存时间。晚期患者以减轻患者痛苦为目的，可采用对症支持治疗、舒缓疗护等治疗方式。

Ia 期～ IIa 期患者若肝功能储备良好，手术切除是首选治疗方式。若肝功能失代偿、不适合手术切除及局部消融，则可采用肝移植。符合条件的此期患者选择局部消融（射频消融）治疗也可以获得根治性效果。对于单发肿瘤体积过大或多发肿瘤，应采用多点覆盖或联合经导管动脉化疗栓塞术（TACE）。对于不适合 / 拒绝手术切除、肝移植与消融治疗的患者，可推荐 TACE，或 TACE 联合消融。

IIb 期～ IIIa 期患者以 TACE 为主要治疗手段。对于具备手术指征者，可考虑手术切除，或通过诱导，或者转化治疗（肝动脉结扎插管、TACE、TACE 联合消融或放射治疗）使肿瘤降期，以获得手术机会。对于不能行手术或 TACE 的患者，可采用索拉非尼等分子靶向治疗、系统化疗及放射治疗等方式提高局部控制率，延长生存期。

IIIb 期患者以系统治疗为主，对于肝功能 Child-Pugh A 级或较好的 B 级患者，可采用靶向治疗（索拉非尼、仑伐替尼为一线治疗药物，瑞戈非尼、阿帕替尼为二线治疗药物）、化疗（如 FOLFOX）、免疫治疗（如纳武利尤单抗、帕博利珠单抗和卡瑞利珠单抗等），也可采用联合治疗（如仑伐替尼联合帕博利珠单抗或纳武利尤单抗等）。对于肝功能 Child-Pugh B 级患者，推荐最佳支持治疗和姑息治疗，可选择性应用具有肝癌适应证的现代中药制剂或中医辨证论治。

IV 期患者主要以对症支持治疗、舒缓疗护为主，也可以选择肝移植手术。没有禁忌证的患者建议参加合适的临床试验。

七、预防

有效的防护对肝癌的预防和早诊早治具有重要意义。具体措施如下。

（1）接种乙肝疫苗，从预防慢性乙型病毒性肝炎开始预防肝癌的发生。

（2）慢性乙肝和慢性丙肝患者应接受规范的抗病毒治疗。

（3）避免食用发霉的食物，减少黄曲霉素暴露。

（4）避免饮用含有微囊藻毒素的水。

（5）肝癌高危人群应进行定期筛查，AFP 和肝脏超声检查是早期筛查的主要手段，建议每隔 6 个月至少进行 1 次检查。

第三节　转移性肝癌的诊治与预防

一、概述

肝脏是很多恶性肿瘤常见的转移处，手术或尸检证实消化道或盆腔的肿瘤肝转移者较多。转移性肝癌又称继发性肝癌，在临床上较常见，是影响肝癌临床疗效的主要因素之一。身体各个部位的肿瘤可分别通过门静脉、肝动脉、淋巴转移和直接蔓延转移至肝脏。患者生存期短，预后差。据相关文献报道，转移性肝癌的 5 年生存率为 15% ～ 50%。在死于恶性肿瘤的患者中，40% 的患者存在肝转移。[①]

肝脏的转移性癌结节大小不一、数目不等，少数呈孤立的 1 ～ 2 个结节，多数为弥漫性多发的结节，散布于肝的一叶或全肝。癌结节外观多呈灰白色，质地较硬，与周围肝组织界限分明。结节的中央常因坏死而呈肚脐样凹陷。肝脏转移癌的病理组织形态与其原发癌相似。肝脏转移癌较少合并肝硬化，可能由于硬化的肝脏血循环障碍和结缔组织变化限制了癌细胞转移和发展。

二、转移途径

人体各部位的癌瘤转移至肝脏主要通过以下 4 条途径。

（一）经门静脉转移

凡血液汇入门静脉系统的脏器（如食管下端、胃、小肠、结肠、直肠、胰腺及胆囊等）的恶性肿瘤，均可循门静脉转移至肝脏。另外，子宫、卵巢、前列腺、膀胱和腹膜后的肿瘤也可通过体静脉或门静脉的吻合支转移至肝。

（二）经肝动脉转移

凡血行播散的肿瘤（如肺、肾、乳腺、肾上腺、甲状腺、皮肤等部位的恶性肿瘤）的癌栓，均可经肝动脉转移至肝脏。

---

① 郭红磊，贾彦焘．贾彦焘主任基于调气健脾法治疗转移性肝癌临证经验 [J]. 中国民族民间医药，2021，30（4）：74.

（三）经淋巴结转移

盆腔或腹膜肿瘤可经淋巴管至主动脉旁和腹膜后淋巴结，然后倒流至肝脏。消化道肿瘤亦可经肝门淋巴结循淋巴管逆行转移到肝脏。

（四）直接蔓延

胃、横结肠、胆囊、胰腺肿瘤均可直接浸润、蔓延至肝脏，右肾及肾上腺肿瘤也可直接侵犯肝脏。

三、临床表现

肝脏的转移性癌的症状和体征与原发性肝癌很相似，有时以原发癌所引起的症状和体征为主要表现，在体检或剖腹手术时，才会发现肿瘤已转移至肝。因此，有肝脏以外肿瘤病史并出现肝脏有肿瘤的临床表现的患者则转移性肝癌的诊断多可确立。

四、辅助检查

（一）实验室检查

肝功能检查多属正常范围。重者可有血清胆红素、碱性磷酸酶、乳酸脱氢酶及 γ－谷氨酰转肽酶等升高，甲胎蛋白检测呈阴性，血清癌胚抗原浓度测定对诊断结肠直肠癌肝转移有一定价值。

（二）影像学检查

1. B 超检查

当肝转移癌达到 3 cm 大小时，B 超检查可显示低回声或无回声光团在肝区；均匀强回声病变，其边缘回声弱（靶状损害）；均匀强回声灶，中心为低回声（牛眼征）；不均匀复合光团；病变局部钙化伴声影；等等。

2. CT 检查

CT 检查可显示的内容如下：①多个大小不等病变；②病变自周围至中央密度降低；③在造影剂输注后，病灶周围有环形增强带；④灶周边为不规则结节状；⑤可有弥漫性点状或无定影钙化。

3. MRI

MRI 对肝转移癌诊断的准确率在 64% ～ 100%，能发现小于 1 cm 的病变，且软组织对比度高，没有 CT 人工造成的伪影现象。

五、诊断

本病根据病史、临床表现与辅助检查可做出诊断。

六、治疗

（一）手术切除

手术切除转移性肝癌适用于以下几种情况：①病人全身情况较好，心、肺、肝、肾功能均在正常范围；②原发病灶能够切除或已经切除；③肝脏的转移癌用于单个结节，或局限于肝的一叶、一段，而无全身其他部位转移者。

手术方法以切除转移病灶及其所在的肝段，保持安全距离至少 2 cm 为宜，不需扩大切除范围。目前，一般认为结肠直肠癌肝转移最适合进行肝叶切除治疗。对于上消化道（如胃、胰）肿瘤肝转移，此时淋巴已广泛转移，行淋巴区根治清除几乎不可能彻底，故多不主张切除肝转移癌。

在做结肠直肠癌切除手术时，如果发现肝转移灶在肝脏边缘，可以同时进行局部切除。但由于切口关系或肝内癌灶位置较深，不宜进行同期手术切除，应等首次手术恢复后再行肝切除。

（二）坏死疗法

转移性肝癌绝大多数肝内为多发性癌灶，因此手术切除率比较低，再加上患者多为癌症晚期，全身情况较差，能够耐受手术治疗的患者不多，笔者认为采用坏死疗法治疗转移性肝癌应作为首选治疗方案。坏死疗法对患者无创伤或微创伤，在超声引导下，直接将肿瘤灵Ⅱ号药液注射到癌灶内，将肿瘤杀死，可以达到手术切除肿瘤的疗效，不会对病人造成创伤，配合中药、放疗、化疗等综合治疗，可延长生存期，提高生活质量。

（三）肝动脉阻断术和局部插管化疗

用肝动脉结扎术治疗不能切除的肝转移癌已有 30 多年历史，它可使肿瘤缺血坏死、缩小，使病人症状改善，获得良好的姑息性治疗效果。鉴于结扎肝动脉近端，转移瘤的血供阻断不完全，而侧支循环迅速恢复，致使疗效短暂。通过 Seldinger 技术，选择肝动脉支插管进行栓塞化疗或术中肝动脉栓塞化疗转移性肝癌效果较好。

由于全身使用化疗对转移性肝癌的缓解率低（不超过 30%），而全身毒副反应重，因此较少采用。肝动脉结扎和肝动脉或门静脉插管灌注化疗联合使用则有较好的疗效。近年来，使用全埋入式药物输注装置做肝动脉或门静脉插管化疗，明显提高了病人的生活质量，避免了导管引至腹腔外的各种并发症。其中，行肝动脉插管栓塞化疗的效果较门静脉插管化疗更为明显，提示转移性肝癌处于发展过程，门静脉不再给予其血供。

（四）其他疗法

对于不能手术切除又无法做肝动脉阻断及肝动脉插管化疗者，可采用坏死疗法治疗，并配合中药、免疫、放疗等姑息性综合治疗措施来改善症状，从而提高生活质量，延长生存期。

第六章 胆系肿瘤的诊治与预防

第一节 胆囊良性肿瘤的诊治与预防

一、概述

随着影像学检查技术的发展，胆囊良性病变的发现率有所升高，但这并不意味着其实际发病率有所增加。胆囊壁小的隆起性病变并不少见，其中多数为良性病变，多为息肉、腺瘤、腺肌瘤，其他胆囊良性肿瘤（如胆囊的淋巴管瘤、平滑肌瘤）也有个案报道。

二、病因

胆囊的慢性炎症及结石的长期刺激和损伤所导致的胆囊上皮细胞异常增生可能是引起本病的主要原因。

三、临床表现

胆囊良性肿瘤患者一般无明显的临床症状。部分患者是在做 B 型超声检查时偶然发现的；部分患者表现为类似慢性胆囊炎的症状，如上腹部不适、疼痛等。

四、辅助检查

影像学检查以 B 超为主，B 超检查可见胆囊内有小光团或光点，不随体位改变而移动，其后不伴声影。CT 扫描不但可以明确肿物与胆囊壁之间的关系，而且有助于胆囊癌的诊断。但是，常规 CT 扫描的层间距离较大，容易将病变遗漏。

五、诊断

（1）慢性起病，女性多于男性。

（2）多无症状，多为偶然发现的。部分患者可有右上腹疼痛或剑突下疼痛的突出症状，疼痛程度时轻时重，腹痛性质无特异性。

（3）本症无特异性指征。

（4）实验室检查无特异检查项目。

（5）B 超和 CT 检查是诊断胆囊隆起性病变的主要方法。腺肌瘤在影像学检查时多为胆囊壁的局限性增厚，且多见于胆囊底部。乳头状瘤则表现为乳头状或息肉样突起，胆囊内小隆起病变，如带蒂多为胆囊息肉，胆囊良性病变中以胆囊息肉最多见，有细长的蒂，可多发，也可单发。乳头状瘤、腺瘤有时与息肉相似，其大小多在 1 cm 之内，经病理检查后才能确定其性质。

六、治疗

（一）整体治疗方案

对于诊断明确且有手术指征的患者，建议行胆囊切除术，推荐行腹腔镜胆囊切除术。在术中，要检查标本，对于有怀疑恶变可能的胆囊行冷冻切片检查。

（二）常规治疗

手术切除是临床治疗中效果最佳的方法，其中首选为腹腔镜胆囊切除术，但患者若存在高度质疑的胆囊息肉，腹腔镜手术就不适用了。所以，选择治疗方式的关键就在于鉴别胆囊息肉样病变里的"肿瘤性病变"，及时发现早期胆囊癌或者癌前病变。如果其病理性质使用多项检查方法之后仍无法做出准确区分，则需要进行病理切片检查进行确诊。在临床上，要注意把握两个方面：一是必须严格掌握手术指征，不可由于担心胆囊息肉存在癌变可能，就随意扩大手术指征，将可以正常发挥功能的非肿瘤性息肉的胆囊切除，让病人蒙受损失；二是及时对肿瘤性息肉做出处理，防止之后出现癌变而错失手术良机。

第二节　胆囊癌的诊治与预防

一、概述

胆囊癌是临床上最常见的胆道系统恶性肿瘤，在所有胆道系统肿瘤中占比达到80%～95%，在消化道肿瘤中发病率排在第6位。胆囊癌具有恶性程度高、起病隐蔽、易发生淋巴转移、局部侵犯和远处器官转移等特征，没有明显的早期临床症状，患者在就诊时往往已经处于中晚期，无法通过手术切除达到根治的效果，而非手术治疗患者仅有不到5%的5年生存率，预后较差。[①] 所以，如果想让胆囊癌预后得到改善，早诊断、早治疗是最关键的。近年来，众多专家针对胆囊癌分子生物学特性、放化疗增敏、生物治疗、靶向治疗、肿瘤耐药等方面进行了更加深入的研究，为中晚期胆囊癌预后得到根本改善指明了治疗的方向，并且转变了过去对胆囊癌综合治疗不佳的固有观念，更加重视胆囊癌的综合治疗。

二、病因

胆囊癌发生的确切原因尚不明确，可能与以下危险因素相关。

（一）胆石症

胆石症是与胆囊相关的最主要危险因素：75%～95%的胆囊癌合并胆囊结石；胆囊结石患者胆囊癌的发生率比无结石者高7倍；结石直径大于3 cm比小于1 cm患胆囊癌的危险性高10倍；症状性胆囊结石患者（特别是有反复发作的胆囊炎）患胆囊癌的风险明显高于无症状性胆囊结石患者；胆囊结石患者发生胆囊癌的比例约为0.4%，未经治疗的胆囊结石患者在20年内发生胆囊癌的概率为0.2%～0.4%；约1%因胆石症行胆囊切除术的胆囊标本可发现隐灶癌。

（二）胰胆管合流异常（APBDJ）

APBDJ易引起包括胆囊癌在内的胆道恶性肿瘤。胆总管囊肿患者患胆道肿瘤的风险均增加，其中胆囊癌的发生率约为12%。

---

① 蒋崔楠，杨琴，李明，等.胆囊癌新辅助化疗研究进展[J].现代肿瘤医学，2021，29（19）：35070.

（三）细菌感染

据相关文献报道，伤寒和副伤寒杆菌的慢性感染和携带者患胆囊癌的危险性比正常人高 100 倍以上，伤寒杆菌携带者的发病率是非携带者的 8 倍以上，具体机制不明。研究发现，胆汁和胆囊癌组织中可检测到幽门螺杆菌，其是否与胆囊癌的发生相关值得进一步研究。①

（四）胆囊腺瘤

胆囊腺瘤是癌前病变，癌变率为 6%～36%；单发、无蒂、直径大于 1 cm 的胆囊息肉恶变的危险性增高，如果合并了结石，则更增加了癌变的危险性。癌变机制可能为腺瘤—腺癌的顺序性病变。

（五）胆囊腺肌症

胆囊腺肌症又称胆囊腺肌增生症，是以胆囊黏液和肌纤维肥厚、罗－阿氏窦数目增多、窦腔扩大并穿入肌层为特征的一种增生性疾病。病变通常位于胆囊底部，形成结节，癌变率为 5%～15%。其发病机制可能与胆囊内长期高压有关。病变区 R-A 窦扩大、增多并形成假憩室，可深达黏液下层和肌层，窦隙内衬柱状上皮，呈腺样结构，周围被增厚的平滑肌纤维所包绕。扩大、增多的 R-A 窦形成假憩室，内含黏液或胆砂、胆石，有管道与胆囊相连，故亦有胆囊憩室之称。病变分为弥漫型、节段型和局限型，其中以局限型最为常见。

（六）Mirizzi 综合征

大多数学者认为，胆囊结石可以引起胆囊黏膜持续性损害，并可导致胆囊壁溃疡和纤维化，上皮细胞对致癌物质的防御能力降低，加上胆汁长期淤积，有利于胆汁酸向增生性物质转化，这可能是胆囊癌发生的原因，而 Mirizzi 综合征包含上述所有的病理变化。

三、临床表现

（一）症状

胆囊癌早期并没有特异性症状，所以很难察觉到，而一旦出现了非常明显的临床症状，胆囊癌多半已经发展至晚期，出现了转移，导致无法根治性切除，预后极差。早期胆囊癌会出现类似良性胆道疾病的症状，如上腹部胀痛、

---

① 邵妙伟.幽门螺杆菌相关基因在胆囊癌和胆囊炎胆汁中与胆囊黏膜中表达的差异 [J]. 中国卫生检验杂志，2014，24（8）：1151-1152，1167.

·152·

隐痛、呕吐、恶心、纳差等。

右上腹痛在胆囊癌中出现占比达到 60% ~ 87%，有 40% 的胆囊癌患者会出现腹痛发作频率增多、持续时间变长、症状加重的情况。30% ~ 40% 的患者会发生恶心呕吐，通常和急性、慢性胆囊炎相关，部分肿瘤侵犯到十二指肠，导致幽门梗阻。黄疸也是常见症状之一，有 30% 的患者会由于肿瘤直接侵犯或肝门淋巴结转移对肝外胆管造成压迫等，出现梗阻性黄疸。除此之外，还有其他症状，少部分患者会由于肿瘤性发热而持续低热。出现腹水、黄疸、贫血、消瘦、上腹部肿块以及邻近器官受到压迫等症状时，表明胆囊炎已发展至晚期。

（二）体征

早期胆囊癌无特异性体征。在合并急性胆囊炎时，可有右上腹压痛；在胆总管受到侵犯或压迫时，可出现阻塞性黄疸；在胆囊管阻塞致胆囊肿大、肿瘤累及肝或邻近器官时，可扪及腹部肿块；晚期还可出现肝大、腹水、下肢水肿等。

四、辅助检查

（一）实验室检查

1.细胞学检查

细胞学检查包括直接活检和抽取胆汁查找癌细胞两种。直接活检的方法包括 B 超引导下胆囊病变穿刺、经皮胆囊镜检查、经腹腔镜检查等方法。抽取胆汁的方法更多，如 ERCP 下抽取胆汁、胆道子母镜等。文献报道的细胞学检查的阳性率虽不高，但结合影像学检查方法，仍可对半数以上的胆囊癌患者做出诊断。

2.肿瘤标记物

在肿瘤标本的 CEA 免疫组化研究的报道中，胆囊癌的 CEA 阳性率为 100%。在进展期，胆囊癌患者血清 CEA 值可达 9.6 ng/mL，但在早期诊断无价值。CA19-9、CA125、CA15-3 等肿瘤糖链抗原仅能作为胆囊癌的辅助检查。

（二）影像学检查

1.超声检查

B 超（BUS）检查简便、无损伤，可反复使用，其诊断准确率达 75% ~ 82.1%，应为首选检查方法，但 B 超易受腹壁肥厚、肠管积气的影响，并且不易判定结石充满型及萎缩型胆囊壁情况。近年来，人们采用 EUS（内镜超声）的方法较好地解决了 BUS 的上述问题。EUS 用高频率探头仅隔胃或十二指肠壁对胆囊进行扫描，极大提高了胆囊癌的检出率，并且能进一步判定胆囊壁各层结构受肿瘤浸润的程度，因而人们将 EUS 作为 BUS 检查后的进一步精确判定方法。无论 BUS 还是 EUS，其早期胆囊癌的超声图像主要表现为隆起性病变与局限性囊壁肥厚，亦有两者混合型。

2.CT 扫描

CT 扫描对胆囊癌的敏感性为 50%，尤其对早期胆囊癌的诊断不如 BUS 及 EUS。CT 影像可分为三种类型：①壁厚型，胆囊壁局限或弥漫不规则增厚。②结节型，乳头状结节从胆囊壁突入腔内，胆囊腔存在。③实变型，因胆囊壁被肿瘤广泛浸润、增厚，加之腔内癌块充填形成实质性肿块。如果肿瘤侵犯肝脏或肝门胰头淋巴结转移，多能在 CT 影像下显示。

3. 彩色多普勒血流显像

根据国内相关文献报道，在胆囊肿块和壁内测到异常的高速动脉血流信号是胆囊原发性恶性肿瘤区别于胆囊转移癌或胆囊良性肿块的重要特征。

4.ERCP

其影像表现可分为三种情况。①胆囊胆管显影良好。多为早期病变，典型病例可见胆囊充盈缺损或与囊壁相连基底较宽的隆起病变。胆囊壁浸润者可见囊壁僵硬或变形。②胆囊不显影。多属中晚期病例。③胆囊不显影并有肝或肝外胆管狭窄。充盈缺损及梗阻上方肝胆管扩张，已是晚期征象。

五、诊断

本病根据临床表现和辅助检查可做出诊断。

六、治疗及预防

（一）治疗原则

胆囊癌的治疗目标如下：根治；延长生存期，提高生活质量；缩短住院时间。治疗原则也有三个，即早期治疗、根治治疗、综合治疗。

1. 早期治疗

早期治疗的关键在于早期诊断。由于胆囊癌早期症状不典型，在临床上，不易进行早期诊断，大多数是在常规胆囊切除术中或术后（包括开放胆囊切除术和腹腔镜胆囊切除术）快速冷冻活检或石蜡病理中确诊。这类患者多为

Nevin Ⅰ期、Ⅱ期或 TNM 分期的 0 期、Ⅰ期，以往认为仅行胆囊切除术即可达到治疗目的。但近年的研究表明，由于胆囊壁淋巴管丰富，胆囊癌可有早期淋巴转移，且早期发生肝脏转移也不少见。因此，尽管是早期病例，亦有根治性切除的必要。

对于瓷性胆囊、胆囊息肉、胆囊腺肌症、原发性硬化性胆管炎、胰胆管汇合异常等患者，应行预防性胆囊切除术。

2. 根治治疗

胆囊癌根治性手术的目标是肿瘤完全切除，病理学切缘阴性，切除范围至少应包括胆囊、受累的肝（切除胆囊附近 2 cm 以上肝组织，甚至肝右叶切除或扩大肝右叶切除）和区域淋巴结。淋巴清扫要求将整个肝十二指肠韧带、肝总动脉周围及胰头后方的淋巴结缔组织连同血管鞘一并清除，只有真正使肝门骨骼化，才符合操作规范；在必要时，还需游离胰头十二指肠，行腹主动脉周围骨骼化清扫。当位于胆囊颈部的肿瘤侵犯胆总管或胆囊管手术切缘不够时，应该进行胆总管切除术和肝管空肠吻合术。

3. 综合治疗

对不可或不宜切除的胆囊癌，综合治疗是首选，包括放疗、化疗、中医治疗、免疫治疗以及靶向治疗等。传统治疗观念认为，放化疗这类辅助治疗不能取得较好的效果，因为胆囊癌对其并不敏感，所以疗效一般。随着学者、专家对辅助治疗的不断深入研究，更多的化疗药物和放化疗技术开始出现，胆囊癌患者如今已经可以借助综合治疗明显提升生活质量，延长生存时间。

（二）预防

要想改善预后，就必须重预防，做到早发现、早治疗。最有效的预防方法就是预防性胆囊切除术，即对易患因素病变进行切除，适用于原发性硬化性胆管炎、胆囊息肉、瓷化胆囊、胰胆管汇合异常、胆囊腺肌症、慢性萎缩性胆囊炎以及结石直径超过 3 cm 的患者。

1. 一级预防

一级预防即病因预防。胆囊癌仍无明确的病因，国内外的流行病学研究已经证明，胆囊结石、瓷化胆囊、胆囊息肉以及沙门菌感染等是胆囊癌重要的危险因素。应加强卫生知识宣教，对老年胆囊结石患者等有危险因素的人群定期进行门诊随访，必要时行预防性胆囊切除术。

2. 二级预防

二级预防即早发现、早诊断、早治疗。对于具有危险因素的患者，如胆石症、胆囊息肉患者，一旦发现恶变可能，建议手术治疗；对于在腹腔镜胆囊切除术中发现的意外胆囊癌患者，需术中冷冻明确肿瘤病理分期和切缘情况，以确定是否行进一步根治性手术治疗；对于不能行根治性切除术的患者，建议行姑息性治疗，解除胆道梗阻，方法有内引流术、内镜胆道内支架置入术、PTCD 术等。

3. 三级预防

三级预防即康复预防。对于不能手术或手术后的患者，争取康复治疗，包括减黄、保肝支持治疗以及中西医结合治疗，以减轻患者的痛苦，提高患者的生活质量。

4. 预防复发转移的措施

①预防性全身化疗，要求根据个人具体情况制订个体化治疗方案；②局部放疗，要求根据个人具体情况制订相关治疗方案；③细胞因子免疫治疗；④细胞过继免疫治疗；⑤分子靶向治疗；⑥中医治疗。

第三节　胆管癌的诊治与预防

一、概述

胆管癌是指原发于胆管上皮细胞的恶性肿瘤。根据部位划分，分为肝内胆管癌、肝门区胆管癌和肝外胆管癌；根据癌细胞的类型、分化程度及癌组织生长方式划分，分为乳头状腺癌、高分化腺癌、低分化腺癌、未分化癌、印戒细胞癌和鳞状细胞癌。

肝内胆管癌的转移以肝内转移为主，常合并门脉癌栓。肝外胆管癌发生转移主要是沿胆管壁向上、向下浸润直接扩散，肝门部淋巴结和腹腔其他部位的淋巴结转移、血行转移可见于晚期，一般较少。

二、病因

胆管癌的病因尚不清楚，与其发病可能有关的因素包括中华分支睾吸虫感染、幽门螺杆菌感染、胆结石等。另外，胆总管囊肿、溃疡性结肠炎等因素可能增加胆管癌发病率。丙型肝炎病毒的感染可能与肝内胆管细胞癌有一定的关系。

三、临床表现

（一）症状

肝内胆管癌早期往往无症状，或仅仅表现为食欲缺乏、消瘦、低热、上腹不适。肝门区和肝外胆管癌则以胆道梗阻为主要表现，临床表现为黄疸、瘙痒、尿色加深、白陶土样便等。如果合并胆结石及胆道感染，可出现畏寒、发热等症状，且有阵发性腹痛及隐痛。

（二）体征

体格检查可见肝大、质硬，如为胆总管下端部，则可扪及肿大的胆囊。如果肿瘤破溃出血，可有黑便或大便潜血试验阳性、贫血等表现。

四、辅助检查

（一）实验室检查

胆红素：为梗阻性黄疸，总胆红素升高，以直接胆红素升高为主。

肝功能：肝功能异常，以碱性磷酸酶和谷氨酰转肽酶升高为主。

肿瘤标记物：CEA 和 CA19-9 等肿瘤糖链抗原升高，但特异性不强。

（二）影像学检查

1. 超声检查

B 超检查简便、无损伤，可反复使用，是首选检查方法。B 超检查可显示扩张的胆管梗阻的部位，由于胆管扩张发生在黄疸之前，因此 B 超具有诊断早期胆管癌的作用。

2. CT 和 MRI

CT/MRI 扫描对胆管癌的敏感性和特异性较高。CT/MRI 检查可以发现肝内外胆管癌的大小、肝内转移、远处转移和周围淋巴结转移。磁共振胰胆管造影（MRCP）可帮助区分良恶性病变，了解肿瘤浸润程度、门脉受侵和淋巴结转移情况。

3. 胆管造影

经皮肝穿刺胆管造影（PTC）是诊断肝门和肝外胆管癌的主要方法，它能显示胆管癌的位置和范围，确诊率达 94%。PTC 和经内镜逆行胰胆管造影（ERCP）可显示梗阻远端胆管，显示肝内胆管和胆总管是否受侵犯，同时通过获得的引流液进行细胞学检查明确诊断。在诊断的同时，进行外引流和支架置入的内引流，解除局部梗阻，使黄疸消退，也为下一步的手术创造条件。

五、诊断

应当结合患者的临床表现、实验室检查、影像学检查和组织病理学等进行胆管癌的诊断和鉴别诊断。

六、治疗

（一）手术治疗

目前仅有的治愈方法就是根治性切除，术前需要常规进行 MRI 或 CT 全身检查，对远处转移情况进行排除。对于肝内胆管癌，通常会将肿瘤所处肝叶或者胆管所处肝段进行切除。切缘阴性患者有 24% ～ 43% 的 5 年生存率，预后较好。对于肝门区以及肝外胆食管肿瘤，可以根据肿瘤具体部位直接进行根治性切除，切除范围包括相邻尾状叶肝脏和引流区淋巴结。

肝门区和肝外胆管癌常常以梗阻性黄疸起病，应先通过局部支架植入或引流术缓解症状，再进行下一步的手术切除。对于无法手术切除或者已经出现远处转移的患者，如果出现明显梗阻性黄疸，也可以通过姑息性局部支架植入或引流术缓解症状。

（二）化疗

1. 辅助化疗或同步化放疗

术后辅助化疗缺乏大规模的临床研究数据，NCCN 指南推荐肝内胆管癌术后切缘阴性的患者进行观察或者参加临床研究，而切缘阳性者需要多学科综合讨论，可考虑二次手术、化疗或者同步化放疗等治疗。对于肝门区和肝外胆管癌术后切缘阴性且淋巴结阴性的患者，可选择单纯观察、参加临床研究、辅助化疗或者同步化放疗；对于肝门区和肝外胆管癌 T_2 ～ T_4（肿瘤侵犯到胆管壁及以外）、R_1 切除的患者，术后还需要多学科综合讨论进行个体化治疗，包括辅助化疗或者同步化放疗。

2. 晚期胆管癌的化疗

治疗以全身化疗为主，对于情况较好的患者，推荐联合化疗。

（三）放疗

术后放疗对降低胆管癌术后复发率有一定作用，可采用 5-Fu 进行同步化放疗。NCCN 指南推荐肝内胆管癌 R_1 或者 R_2 切除的患者选择术后 5-Fu 同步化放疗。肝外胆管癌术后无论切缘是否阳性，有无淋巴结转移，均可选择术后 5-Fu 同步化放疗。对于复发或者局部晚期胆囊癌，可进行局部姑息放疗及 5-Fu 同步化放疗。

（四）免疫治疗

1. 免疫检查点抑制剂

目前已深入研究的免疫检查点主要是细胞毒性 T 淋巴细胞相关抗原 4（CTLA-4）和程序性死亡受体 1（PD-1）。CTLA-4 和 PD-1 是表达在 T 细胞表面的共抑制受体，对 T 细胞活化起到负调节作用。肿瘤细胞可通过过度表达某些免疫检查点配体，如程序性死亡受体 - 配体 1（PD-L1）直接抑制 T 细胞介导的抗肿瘤免疫反应。肿瘤免疫治疗主要是利用单克隆抗体来提高内源性抗肿瘤活性，这种单克隆抗体主要针对免疫检查点调节因子，因此统称为免疫检查点抑制剂（ICI）。现有 ICI 研究已显示出其解除肿瘤对特异性免疫抑制的潜力，目前深入研究的 ICI 主要是针对 PD-1 和 CTLA-4 的检查点抑制剂。除 PD-1/PD-L1、CTLA-4 外，CD40 也可作为免疫治疗的潜在靶点。目前已有数十种 CD40 激动剂正在进行针对肿瘤和免疫系统疾病的临床试验，并与多种免疫抑制剂或激动剂联合使用，以增强免疫应答。

派姆单抗（pembrolizumab）是一种抗 PD-1 的单克隆抗体，能阻断 PD-1 与其配体 PD-L1 和 PD-L2 的相互作用。纳武单抗（nivolumab）是一种人免疫球蛋白 G4（IgG4）单克隆抗体，可与 PD-1 受体结合，并阻断其与 PD-L1 和 PD-L2 的相互作用，达到抗肿瘤的作用。除了上述两种抗 PD-1 的单克隆抗体以外，还有抗 PD-L1 的德瓦鲁单抗（durvalumab）、阿替利珠单抗（atezolizumab）和阿维单抗（avelumab）等，它们均获得了美国 FDA 批准，可用于多种实体肿瘤的治疗，但已有研究显示，这几种单克隆抗体对胆管癌（CCA）的治疗效果有限。M7824 是一种新型的双功能融合蛋白，由针对 PD-L1 的单克隆抗体与人类 TGF-β 受体 Ⅱ 的胞外域特异性融合而成，这种双功能蛋白具有阻断 PD-L1 和隔离 TGF-β 分子的双重功能。

2. 嵌合抗原受体 T 细胞疗法

嵌合抗原受体（CAR）是将肿瘤特异性抗体的抗原识别位点与共刺激分子（如 CD28）融合而成的。用 CAR 转化的 T 细胞（CAR-T）能够识别肿瘤特异性抗原并杀死肿瘤细胞。目前，也有将 CAR-T 疗法用于胰腺癌、肝癌等实体肿瘤的研究，但尚缺乏将 CAR-T 疗法用于 CCA 的研究。

3. 肿瘤疫苗

肿瘤疫苗是利用肿瘤抗原激活人体细胞免疫和（或）体液免疫来达到清除肿瘤细胞的目的。Wilm 肿瘤蛋白 1（WT1）和黏蛋白 1（MUC1）是目前已被发现的 CCA 抗原，68% ～ 80% 的 CCA 表达 WT1，59% ～ 77% 的 CCA 表达 MUC1。但目前这两种抗原被用于 CCA 肿瘤疫苗的研究有限。一项一期试验评估了 WT1 疫苗联合吉西他滨治疗晚期 CCA 和胰腺癌的疗效，在 25 例患者中有 8 例 CCA，接种疫苗后，其中两例发生了迟发性超敏反应，其安全性得到证实，但在治疗两个月后缺乏客观的临床疗效评价，CCA 患者的疾病控制率为 50%。另一项一期试验报道了 3 例 CCA 接种 MUC1 疫苗的安全性，结果未见明显的不良反应，但肿瘤在 7 周的时间内均有进展。这表明 CCA 肿瘤疫苗的有效性尚待提高。

第四节　壶腹癌的诊治与预防

一、概述

壶腹癌是指胆总管末端壶腹部的癌肿，在临床上与胰头癌、胆总管下段癌、十二指肠乳头癌有很多共同点。壶腹癌是较罕见的恶性肿瘤，起源于 Vater 壶腹，约占胰头区域胃肠癌的 0.5% 和癌症的 7%，但近年来壶腹癌的发病率呈上升趋势。胰十二指肠切除术是治疗胰头及壶腹癌的标准术式，能有效延长壶腹癌患者的生存期。相关文献指出，壶腹癌预后相对较好，约 80% 的壶腹癌患者在诊断时可行切除手术，但约一半的患者术后会复发。[①] 壶腹癌以男性多见，约为女性的 2 倍，年龄多在 40 岁以上，多见于 40 ～ 70 岁，发病率呈上升趋势。

二、病因及病理

病因不明，可能与慢性胆管炎、胆石症、胆道感染、家族性腺瘤样息肉病、溃疡性结肠炎以及壶腹部乳头状瘤、腺瘤等良性肿瘤恶变等因素有关。

---

① 李理，孙莉.壶腹癌患者胰十二指肠切除术后预后的影响因素分析 [J]. 实用癌症杂志，2020，35（7）：1130.

　　壶腹癌大体形态可分为肿块型和溃疡型，组织类型以腺癌最多见，其次是乳头状癌、黏液癌等。近期研究已经证实，大部分壶腹腺癌可根据其肿瘤组织上皮来源分为两种类型：肠道来源（肠型）和胰胆管来源（胰胆管型）。前者起自覆盖于乳头部的肠上皮细胞，并且经历腺瘤→不典型增生→癌变这样一个类似结肠癌的癌变过程；后者起自远端胰管、远端胆管或者两者合并部位的上皮细胞，其发展过程与上皮内瘤变类似，较前者更具有浸润性，组织行为上类似胰腺癌，预后较前者差。壶腹癌多呈浸润性生长，生长缓慢，会先阻塞胆、胰管开口，引起黄疸和消化不良。癌肿浸润肠壁及溃疡形成可引起十二指肠梗阻和上消化道出血。淋巴结转移和远处转移总体较胰头癌晚，多转移至肝，晚期可累及周围大血管和脏器，如胰头、肝十二指肠韧带、门静脉和肠系膜上静脉等。

三、临床表现

　　壶腹癌起病隐匿，早期缺乏典型的临床表现，其自然病程难以确定。根据相关文献报道，在出现梗阻性黄疸后，未经治疗的壶腹癌患者仅可存活 2～6 个月。

（一）症状

　　黄疸：最常见，出现较胰头癌早，由于肿瘤溃烂脱落，黄疸可暂时缓解，但随肿瘤的生长又加重，呈现波动性的特点。随着梗阻性黄疸的出现，可出现胆囊肿大、肝大、尿如浓茶、皮肤瘙痒、陶土便等。

　　腹痛：中上腹胀痛较多见，可与黄疸同时或先后出现，在进食后明显，疼痛可放射至背部，但没有胰头癌明显。

　　寒战、发热：在合并胆道感染时，可出现寒战、高热。

　　消瘦、乏力：早期消瘦不明显，中、晚期可出现食欲缺乏、消瘦，体重下降没有胰头癌明显。

　　出血、贫血：癌肿浸润肠壁及溃疡形成可引起上消化道出血、贫血等，大便隐血试验呈阳性，并可引起十二指肠梗阻，出现恶心、呕吐等消化道症状。

　　胰腺炎症状：部分病人由于胆、胰管开口堵塞而引起胆汁和胰液反流，可诱发胰腺炎，多为水肿性，坏死性少见。

　　其他：晚期病例可出现恶病质、极度消瘦、严重贫血、腹水、肝肾衰竭等。

（二）体征

体检可发现梗阻性黄疸、消瘦、贫血等，中上腹可有轻压痛，可扪及肿大胆囊，肝大，晚期病人可有腹水征。

（三）并发症

壶腹癌可引起急性胆管炎、急性胰腺炎、上消化道出血、十二指肠梗阻、肝肾衰竭等并发症。

四、辅助检查

（一）实验室检查

壶腹癌无特异性实验室检查方式，当发生梗阻性黄疸或者胰腺炎等不同临床表现时，可表现为血清总胆红素、直接胆红素明显升高，尿胆红素阳性，血尿淀粉酶升高等。据相关文献报道，CA19-9 及 CEA 除在胰腺癌、胆管癌中升高以外，在壶腹癌中也可升高；抑癌基因 p53 可能与壶腹癌的恶变有关，p53蛋白染色阳性可能对壶腹癌的诊断有一定价值。

（二）影像学检查

1. 超声显像

（1）彩超。超声可显示胆总管、肝内胆管扩张，胆囊肿大，当肿块小于2 cm 时，易受肠道气体干扰对肿块的显示更差，故对壶腹癌的适用性较差。

（2）内镜超声（EUS）。内镜超声（EUS）不但可以对壶腹部肿瘤的良恶性进行判断，还可以对恶性肿瘤的 T 分期、淋巴结转移、胰腺受侵犯等情况做出精确的判断。

2. 薄层动态增强 CT

薄层动态增强 CT 不仅能清晰地显示出病变的部位、大小，还可通过 CT血管成像（CTA）明确门静脉、腔静脉、肠系膜上动静脉等周围血管受侵的情况，有利于对壶腹癌的分期、手术可切除性做出有效评估。CT 是壶腹癌常规且有效的检查手段。

3. 磁共振成像（MRI）和磁共振胰胆管成像（MRCP）

磁共振胰胆管成像（MRCP）是一种无创且显示患者整个胆道、胰管情况的检查方式，是对增强 CT 或者增强 MRI 的有力补充，对诊断和鉴别诊断壶腹癌的作用显著。

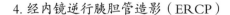

4. 经内镜逆行胰胆管造影（ERCP）

FRCP可直接观察十二指肠乳头部病变，行钳取组织活检，同时可做胰胆管造影。壶腹癌肿瘤组织往往长于黏膜深面，因此活检假阴性率较高，约38%。故 ERCP 对早期壶腹癌容易漏诊，据相关文献报道，其漏诊率达30%。应重视的是，在十二指肠镜下可见乳头部位肿块时，仅行组织活检即可，不做胰胆管插管造影，以免诱发急性胰腺炎等并发症，甚至使病人丧失手术机会。

五、诊断

壶腹癌临床诊断主要依靠影像学检查，同时结合病史、体征和实验室检查，在排除其他疾病引起的梗阻性黄疸或胰腺炎等情况下即可诊断。

六、治疗及预防

（一）整体治疗方案

患者若存在切除指征且能耐受，则以根治性切除手术为首选；良性腺瘤患者与不耐受胰十二指肠切除术的患者建议进行局部切除术；晚期肿瘤患者应采取一定措施来缓解或消除消化道、胆道梗阻情况，提升生活质量，尽可能延长生存时间；对于壶腹癌的辅助治疗，目前尚有众多争论，应根据患者实际情况来决定。

（二）常规治疗

1. 手术治疗

（1）根治性切除术。对于能耐受且有切除指征的病人，推荐行根治性切除术，远期效果良好。壶腹癌的根治术有胰十二指肠切除术、保留幽门的胰十二指肠切除术等。壶腹癌淋巴结转移途径多为胰十二指肠后淋巴结→胰十二指肠下动脉淋巴结→主动脉旁淋巴结，合理的根治术的淋巴结清扫范围应包括胰十二指肠、肠系膜上血管、胆总管周围、门静脉后和主动脉旁淋巴结。

胰十二指肠切除术已经被证实是一种成熟的手术方式，其手术病死率已明显降低。术前营养支持、护理以及防止术后败血症可降低手术病死率，纠正贫血及充分清扫淋巴结，可提高5年生存率。

（2）局部切除术。目前，对早期壶腹癌患者特别是 Tis 患者是否适合行局部切除术仍有争论，但对部分不能耐受胰十二指肠切除术的患者和良性腺瘤患者推荐行局部切除术。手术方式可分为内镜下切除术和开腹切除术。大部分专家认为，直径小于 1 cm 的良性壶腹部肿瘤可暂时观察，直径大于 1 cm 的良性肿瘤则建议切除。随着内镜技术的提高，内镜下切除是良性壶腹部肿瘤的首选治疗方式。对于 T_1 期壶腹癌患者，多篇文献报道已证实有淋巴结转移，故首选行根治性切除术。对于无法耐受手术的部分壶腹癌患者，可行局部切除术，但术后复发率较高。对于术前判断为良性壶腹肿瘤而行局部切除的患者，术中需行冷冻切片，明确肿瘤良恶性。由于冷冻切片对分期评估困难，因此最终分期仍需依靠石蜡病理报告，且根据具体情况，确定进一步的治疗方案。对于家族性腺瘤息肉病，由于息肉多发且癌变率高，因此多倾向行胰十二指肠切除术。

2. 姑息性引流术

（1）内引流术。对于晚期无法切除的病人，可行胆管 - 空肠 Roux-en-Y 吻合术、胆囊 - 空肠 Roux-en-Y 吻合术。

（2）外引流术。对于不能耐受手术的晚期患者，可行 PTCD 外引流术，其缺点是易发生出血、感染、导管堵塞或滑脱等并发症。

（3）胃空肠吻合术。当晚期肿瘤引起十二指肠梗阻时，行胃空肠吻合术，解决患者无法进食的问题。

3. 辅助治疗

根治术后的辅助治疗包括全身化疗、局部放疗和两者联合使用。化疗方案和胰腺癌化疗方案相近。尽管已经有很多患者采用这样的治疗方式，但是对术后辅助治疗的疗效是否明显优于单纯手术治疗仍然不明确。部分文献认为，术后辅助治疗对提高患者的总体生存率无明显益处。

4. 术后康复治疗

壶腹癌手术对患者机体造成的创伤极大，以胰十二指肠切除术最甚，患者需要长时间禁食，各项生理功能也会受到影响，所以在术后必须重视营养支持。早期以全胃肠道外营养为患者补充足够的热量、电解质、蛋白质以及微量元素等营养；待到患者肠蠕动恢复，采用经空肠置管行肠内营养支持，在恢复进食之后，患者必须注意坚持低脂饮食，同时可进行中医药调理。病人若有体外引流物，需让家属与患者熟练掌握护理方法；建议患者适当参与一些体育活动；注意术后患者的心理健康，若出现问题，应及时进行康复治疗，了解患者的心理状况，尽量让患者保持乐观积极的心态来配合接下来的治疗。

（三）疗效评估及预后

壶腹癌的手术治疗效果比胰腺癌好，其手术切除率、5 年生存率远远高于胰腺癌，综合各家报道，壶腹癌的手术切除率为 80% ～ 90%，5 年生存率为 20% ～ 60%，平均高于 35%，术后复发率为 25% ～ 40%。

壶腹癌影响预后的因素主要为 TNM 分期、肿瘤病理特性和是否能根治性手术切除。与大部分恶性肿瘤一样，壶腹癌 TNM 分期越早，提示肿瘤预后越好，反之越差。据文献报道，在肿瘤浸润深度、淋巴结转移和远处转移三者中，并没有哪一项对预后影响较其他两项更为显著。

行根治性切除术的患者的预后明显好于无法手术切除的患者。无法手术切除的患者的平均生存期和无法手术切除的胰腺癌患者相似，约 6 个月。

（四）预防与健康教育

提倡保持健康的饮食习惯，经常食用富含纤维、维生素的新鲜蔬菜和水果，尽量减少脂肪的摄入，控制体重，避免肥胖带来的影响；保持良好的日常生活习惯，作息规律，不抽烟、不酗酒；要注意加强肿瘤常识的宣传教育，引导出现黄疸、上腹不适症状的患者积极就医；医护人员也要对此病提起重视，对发病概率高的人群进行定期随访检查，争取早发现、早治疗；要关注患者的心理健康，对患者以及患者家属给予合适的心理疏导。

第七章　肠部肿瘤的诊治与预防

第一节　小肠肿瘤的诊治与预防

一、小肠良性肿瘤

（一）概述

小肠良性肿瘤十分少见，一般发生在回肠，其次是空肠，罕见发生在十二指肠。良性肿瘤发病率从高到低依次是平滑肌瘤、脂肪瘤、血管瘤、神经纤维瘤、纤维瘤和淋巴管瘤，以后者最为罕见。在 40 岁左右人群中，良性肿瘤发病率较高，男女比例接近。临床表现为腹痛、腹块、消化道出血以及肠梗阻。

不同的小肠肿瘤在小肠不同部位的分布似有一定倾向。据国外报道，小肠良性肿瘤主要发生在回肠，其次为十二指肠，空肠略少；国内良性小肠肿瘤发生部位空肠较回肠多，十二指肠较少。

（二）分类

1. 平滑肌瘤

小肠良性肿瘤中最常见的就是平滑肌瘤，其由一组平滑肌构成，具有清晰明显的分界，单个居多，好发于空肠。肿瘤有的突入肠腔生长，有的在肠腔外与肠壁间生长，生长方式多样。平滑肌瘤的黏膜上血管十分丰富，因此在发生糜烂和溃疡时会导致肠道出血；向浆膜面生长的肿瘤会导致肠套叠或由于肿瘤扭结以致肠梗阻。当良性平滑肌瘤的瘤细胞核出现异常活跃的有丝分裂时即为肿瘤恶变，良性平滑肌瘤恶变的可能性为 15% ～ 20%。

2. 脂肪瘤

小肠良性肿瘤中发病率第二高的就是脂肪瘤，通常发于回肠末端，起源于黏膜下层，存在明显分界，为脂肪组织肿块。向黏膜层生长突出肠壁，或在黏膜下膨胀性长大，导致压迫到肠腔。肠套叠发生概率为50%，临床表现多为肠梗阻，其次为肠出血。有些时候会因为脂肪瘤血管比较丰富，被误诊为血管瘤；当脂肪出现坏死时，易误诊成肉瘤。

3. 腺瘤

腺瘤好发于十二指肠，起源于小肠上皮细胞。瘤体上有分化程度不同的腺泡、腺细胞。腺可以是单个，也可成串累及整个小肠段。当腺瘤似息肉状突起时，需与息肉性腺瘤病（Peutz-Jeghers综合征）相鉴别。临床表现以肠梗阻多见于肠出血。其中，小肠绒毛腺瘤或乳头状腺瘤容易癌变。

4. 纤维瘤

纤维瘤是较少见的一种界限清楚的小肠肿瘤，由致密的胶原囊及数量不等的成纤维细胞组成，可累及黏膜下、肌层或浆膜层。纤维瘤有纤维肌瘤、神经纤维瘤、肌纤维瘤等类型，临床以肠套叠表现多于肠出血、腹痛等症状。

5. 错构瘤样病变

临床上最常见的是Peutz-Jeghers综合征，有家族史。错构瘤不属于癌前病变，是肠道息肉而不是真性肿瘤，典型的临床表现是可见边界清晰的黑色素斑，直径1～2mm，呈黑色或深棕色。色素斑特征性地分布在面部、唇颊黏膜、前臂、手掌、足底、指（趾）和肛周区。肠道以空肠和回肠较多于胃和大肠，息肉数目极多，体积变化也很大，从细小无蒂、仅几毫米直径的息肉到几厘米的巨大有蒂息肉。在显微镜下，小肠黏膜包含正常腺体和各种类型细胞的结构，甚至有杯状细胞、潘氏细胞、柱状上皮细胞，虽具有特征性的结构，但无任何显著增殖表现。临床上最初的表现为反复消化道出血。

6. 十二指肠腺黏液囊肿

十二指肠腺黏液囊肿是很少见的一种良性肿瘤，好发于中老年，肿瘤大小不一，可为多个，直径约2cm，囊肿位于十二指肠黏膜下，可有小孔与肠腔相通，分泌出正常的黏液。病理表现为立方形或柱状上皮细胞。

（三）临床表现

临床症状差异很大，可有以下一种或几种表现。

肠套叠：小肠肿瘤可以诱发慢性或复发性肠套叠，患者有间歇性腹痛，并有肠道出血，大便带血和黏液。

慢性肠梗阻：肠管因肿瘤浸润呈环形狭窄或因肿瘤向肠腔内生长而引起梗阻，常易与腹腔结核混淆。

腹部肿块：当肿瘤生长达较大体积或合并肠套叠时，均可触及肿块。

肠穿孔：肠壁被肿瘤浸润、溃破可以引起急性或慢性穿孔，前者并发弥漫性腹膜炎，后者可形成局限性腹膜炎或肠瘘。

（四）辅助检查

大便隐血检查结果为阳性。肠襻扩大仅在并发肠梗阻时才能通过 X 线透视和平片发现，X 线钡餐检查表现为病变部分肠壁黏膜皱襞中断、僵硬，肠腔狭窄或充盈缺损。

（五）诊断

小肠良性肿瘤的术前诊断率只有 25% ～ 50%，但仍要为患者进行体检并详细询问其病史。其中，最主要的三个症状分别为腹痛、出血和梗阻。若上消化道和结肠检查为阴性，但粪便阴性反复阳性，则要考虑存在小肠肿瘤。小肠肿瘤还会导致成人出现小肠套叠。在进行 X 线胃肠钡餐检查时，若发生肠套叠，可结合患者病史考虑到小肠肿瘤。除此之外，还可以选择低张十二指肠小肠钡剂来帮助辨别小肠肿瘤。肠系膜上动脉与选择性腹腔动脉插管可以帮助确定肿瘤出血部位，根据血管受损情况来区分肿瘤性质，协助小肠肿瘤的确诊，尤其是动静脉畸形，目前唯一有效的术前诊断方法就是血管造影。

（六）治疗

小肠良性肿瘤可引起出血、套叠等并发症，且无组织学检查，难以肯定其性质，所以均应外科手术切除。较小肿瘤可连同四周肠壁进行局部切除，多数需进行局部肠切除。

二、小肠恶性肿瘤

（一）概述

小肠肿瘤有来自上皮的，亦有来自间质的，以恶性肿瘤居多，占胃肠道全部恶性肿瘤的 2% ～ 3%。小肠肿瘤虽然发病率低，但临床表现各异，病理类型多，大致分为四类：癌、类癌、恶性淋巴瘤和肉瘤。其他少见的尚有黑色素肉瘤、浆细胞瘤等。

（二）病因

不同类型的肿瘤一般有不同的病因，小肠肿瘤的发病机制与病因目前尚不明确，但根据调查数据可看出其存在地理分布特征，多发于经济发展较为落后地区的人群中，可见环境因素对本病具有重要影响。胃肠道慢性感染及抗原刺激会致使黏膜的固有层淋巴细胞出现增生情况，继发于环境因素的淋巴增生或为病毒，或为其他不明致病因子，并且遗传因素不能排除。

（三）分类

1. 腺癌

在小肠恶性肿瘤当中，腺瘤占到了半数之多，一般发生在十二指肠和空肠上段，表现为息肉样增生，临床症状主要有出血、腹块、梗阻和黄疸。腺癌不仅会转移到局部淋巴结，还可能向肺、肝、骨以及肾上腺处转移。部分小肠腺癌会存在两个原发癌灶，其中一个癌灶一般位于乳房、结肠、肾、胰、直肠、子宫颈或者乙状结肠。

2. 平滑肌肉瘤

平滑肌肉瘤是一种比较多见的结缔组织恶性肿瘤，整个肠道均可出现，以空肠居多。发病人群通常为 60 岁以上老年人，男女发病率相近。在肿瘤发展过程中，其中央可能出现坏死，表面溃破、穿入肠腔，可伴大量出血。也有的会直接浸润周围组织，或通过血道向肝、肺、骨等转移，或通过腹膜种植进行转移。

3. 类癌

类癌在小肠肿瘤中占比为 13%～14%，在小肠恶性肿瘤中占比为 13%～46%，比较多见，原发瘤在远端回肠、近端回肠、空肠和十二指肠从多到少分别为 68%、37%、5%、3%。有 25% 的小肠类癌是多中心性的。发生转移者远多于阑尾和直肠类癌。典型的小肠类癌症状为间歇性腹痛，可表现为腹部隐痛。有些患者的腹痛与不全性肠梗阻相伴随，少数患者可因肠缺血梗死而死亡。约 70% 的患者可有不同程度的腹泻。但小肠 X 线检查大多为阴性。肝转移瘤的特点是肿瘤生长甚为缓慢且无自觉症状或肝功能损害。多数有骨转移的患者并无明显的骨骼疼痛。腹部肿块为常见的体征，约见于 20% 的患者。十二指肠类癌除发生于胃泌素瘤者外大多数无症状。肿瘤直径小于 2 cm，40% 为恶性，转移率为 20%～30%，主要位于近段十二指肠，以十二指肠第二段壶腹周围多见。

4. 淋巴肉瘤

原发性小肠恶性淋巴瘤以淋巴细胞肉瘤最常见，其次是网状细胞肉瘤和霍奇金病，发生部位以回肠最多，十二指肠少见。临床主要症状为腹痛、腹块、间歇性黑便，肠段如果被广泛浸润或肿瘤压迫，淋巴管阻塞则可出现吸收不良综合征。本病除需与肠结核、克罗恩病、真菌性肠炎、乳糜泻鉴别外，尚需与继发性小肠恶性肿瘤区别。

（四）临床表现

小肠肿瘤缺乏特异性临床表现，良性肿瘤多数无症状，部分因急腹症或腹部包块而就诊。恶性肿瘤常在中晚期才出现症状，临床表现多样、复杂且无规律，常表现出下列一种或几种症状。

1. 腹痛

腹痛是最常见的症状，多因肿瘤的牵伸、肠管蠕动功能紊乱等而引起，可为隐痛、胀痛乃至剧烈绞痛，当并发肠梗阻时，疼痛尤为剧烈，并可伴有腹泻、食欲不振等。

2. 肠道出血

常为间断发生的柏油样便或血便，甚至大量出血。有的因长期反复小量出血未被察觉而表现为慢性贫血。

3. 肠梗阻

引起急性肠梗阻最常见的原因是肠套叠。肿瘤引起的肠腔狭窄和压迫邻近肠管也是发生肠梗阻的原因，亦可诱发肠扭转。

4. 腹内肿块

一般肿块活动度较大，位置多不固定。

5. 肠穿孔

肠穿孔多见于小肠恶性肿瘤，急性穿孔导致腹膜炎，慢性穿孔则形成肠瘘。

6. 类癌综合征

由类癌细胞产生的 5- 羟色胺和血管舒缓素的激活物质——缓激肽引起，主要表现为阵发性面、颈部和上躯体皮肤潮红（毛细血管扩张），腹泻，哮喘和因纤维组织增生而发生心瓣膜病。常因进食、饮酒、情绪激动、按压肿瘤而激发。大多见于类癌而有肝转移的患者。

（五）辅助检查

（1）X 线钡餐检查：对疑有十二指肠的肿瘤采用弛张性十二指肠钡剂造影。

（2）纤维十二指肠镜、纤维小肠镜检查及选择性动脉造影术：可提高小肠肿瘤的诊断率。

（3）由于类癌患者血中 5- 羟色胺升高，因此针对怀疑类癌的病例，要测定患者尿中的 5- 羟色胺的降解物——5- 羟吲哚乙酸，以确定肿瘤的性质。

（4）必要时可行剖腹探查。

（六）诊断

一般小肠肿瘤早期没有明显症状，很容易延误诊断。患者出现肠梗阻症状，如呕吐等，可考虑小肠肿瘤。血管瘤与平滑肌瘤容易引发出血，且经常为首发症状。黄疸通常在肿瘤累及十二指肠第一、二段处出现，或者出现在肝胰壶腹部，和胆石症相比，为无痛性黄疸。出现不明原因的贫血、体重下降以及营养不良也可考虑是否发生了小肠肿瘤。对于出现了上述一种或多种症状的患者，对其进行 X 线、血管造影术、小肠镜、腹腔镜等检查可确定诊断。

（七）治疗

关于小肠恶性肿瘤的手术，需要对出现病变的肠段和区域淋巴结进行广泛切除吻合。比如，十二指肠恶性肿瘤一般需要切除十二指肠胰头。倘若小肠肿瘤出现无法切除的情况，可以通过旁路手术预防或解除梗阻。早期的小肠恶性肿瘤很难确诊，只有 40% 的切除率。平滑肌肉瘤的术后 5 年生存率为 40%，淋巴瘤为 35%，腺癌为 20%。化学疗法和放射治疗仅对淋巴瘤有明显效果，其他疗效较差。

第二节　大肠肿瘤的诊治与预防

一、结肠息肉样病变

结肠黏膜的表面向肠腔内发生的任何可见隆起，无论大小、形状和组织学类型如何，临床均统称为息肉。息肉属于形态学上的描写，通过内镜、触诊和气钡双重灌肠可做临床诊断。息肉既可为炎性，也可为肿瘤性，一般为良性病变，偶尔为恶性肿瘤，所以必须对息肉进行病理检查，确定其性质为良性还是恶性。

（一）腺瘤

1. 概述

腺瘤为腺上皮发生的良性肿瘤，见于乳腺、垂体、甲状腺、卵巢等内分泌腺和胃、肠、肝等处，发育缓慢，形成局限性结节，表面呈息肉状或乳头状，可行活检，根据临床表现和相关检查，不难得出诊断。

早期大肠腺瘤为肠黏膜面向肠腔内突出的小肿物，直径仅数毫米，其后逐渐增大。有临床症状者，其腺瘤常较大，常见直径在 1 cm 左右，偶尔超过 5 cm。

镜下微小腺瘤表现为轻度增生，上皮大小、形态、核染色、杯状细胞数目等均与正常大肠黏膜相似。大的腺瘤核形态增大，分裂增多，杯状细胞减少，上皮细胞染色较深等不典型增生，如间质浸润即有癌变。

据相关报道，本病发病率一般为 10% ～ 30%。在血吸虫病流行区发病率高，少纤维、多脂肪、高蛋白饮食的发病率亦高；男性多于女性，且随着年龄的增长，发病率也逐渐增高。

2. 病因

病因目前尚不清楚，一般认为是多种原因的综合结果，既有遗传学上的因素，也有局部的慢性刺激因素。

3. 诊断要点

结肠直肠腺瘤一般发生在 30 岁以上人群中，通常不存在明显症状，仅在内窥镜检查时偶尔发现，通过 X 线气钡双重造影检查可发现常有症状，腺瘤的数目和体积会对症状轻重产生影响，一般表现为少量便血，粪便隐血检查结果为阳性，且因为一直存在少量出血，有全身贫血表现。

结肠直肠腺瘤可能会使肠蠕动加快，导致炎性分泌物增加、排便次数增多，患者常有里急后重感。其中，有蒂腺瘤可在排便时排出肛门，为息肉样肿块。

腺瘤为癌前期病变，因此在临床上诊断其是否出现癌变十分重要：①当腺瘤直径超过 2 cm 时，癌变率高至 30%；②据相关文献报道，癌变与有蒂无蒂无紧密关系，但仍要警惕 1 ～ 2 cm 广基者；③癌变概率随腺瘤数目增多而变大；④在进行腺瘤活检时，如果发现明显不典型增生，极可能发生恶变。

实验室及其他检查：①实验室检查，粪便隐血检查阳性，黏液增多及少量脓细胞炎症表现，血液检查可表现贫血现象；②影像学检查，钡剂灌肠仅能发现大腺瘤，有充盈缺损表现；③内镜检查，纤维结肠镜检查能明确诊断，而且可以治疗（电灼摘除、坏死疗法治疗等）。

4. 治疗

结肠腺瘤有恶变可能，一经发现应及时治疗，根据腺瘤大小、数目、部位、有无恶变等因素分别处理。

（1）经纤维结肠镜行腺瘤摘除。多数腺瘤可用高频圈套电灼摘除，一次以摘除 3 ～ 5 个为宜，第 2 次治疗应在 3 周后进行。摘除病变组织，然后送病理检查，以明确是否恶变。

（2）经腹途径行结肠直肠腺瘤摘除。疑有恶变或经纤维结肠镜摘除有困难者，剖腹可做肠段切除。

（3）经肛门途径行直肠腺瘤摘除。适用广基腺瘤内镜摘除有困难者，直肠远端腺瘤可在硬膜外麻醉下充分扩肛，暴露直肠远端腺瘤在直视下切除。也可用细针穿刺到腺瘤基底部黏膜下，注射肿瘤灵Ⅱ号药液，使黏膜水肿变灰白色腺瘤发生坏死，以后自行脱落。

（4）坏死疗法治疗。适用于广基腺瘤、多发性腺瘤，经纤维结肠镜用针穿刺到腺瘤基底处黏膜层，将肿瘤灵Ⅱ号药液注射到腺瘤基底黏膜，使黏膜水肿变白，范围超过基底黏膜 0.2 cm，使基底部黏膜坏死连同腺瘤一道脱落。一次可治疗 5 ～ 10 枚，如为多发性腺瘤，3 周后可进行第 2 次治疗。在注射时，针头不能穿刺到肠壁肌层，只能穿刺到黏膜层注射药物，以避免肠肌层坏死造成肠穿孔。

多发性腺瘤治疗后，可能再发生腺瘤，故 3 ～ 6 个月应重复检查一次。若两年内没有发现新生腺瘤，可延长随访期；如果发现恶变，应进行根治性切除。

（二）乳头状腺瘤

1. 概述

乳头状腺瘤多为广基，多见于直肠，其次为乙状结肠。该病变易癌变，癌变率 30% 左右，多见于老年，40 岁以下少见。

乳头状腺瘤广基，扁平状瘤体稍高于正常黏膜，向腔内突出巨大肿块者少见，外观呈绒毛状，常呈暗红色，质柔软，单发为主。在镜下，细胞形态与腺瘤相同，但有较多绒毛状成分，即瘤细胞突起表面有较多纤细的乳头状突起，有分支，中心含有血管及结缔组织，表面为单层柱状或假复层柱状及杯状细胞，常呈重度不典型增生。

2. 临床表现

小乳头状瘤可无症状，有症状者主要是腹泻和便血，腹泻的特点是黏液样便，黏液内含有电解质，有较多的钾离子，排出黏液量大，可导致低血钾症，便血量不多，为无痛性便血，病变常位于直肠远端，故排便次数增多，有会阴下坠感、排便不尽感等。

3. 辅助检查

（1）影像学检查。气钡双重灌肠造影适用于直肠上段或降结肠乳头状瘤患者，可发现充盈缺损。

（2）内镜检查。可发现病变部位大小、形态、数目，并可活检确诊和治疗。

4. 诊断

根据症状，当直肠指诊可触及质柔软、较大的肿物时，可以诊断，如果肿瘤基底部较硬，常提示有癌变。辅助检查亦可帮助诊断。

5. 治疗

手术方式应根据病变大小、位置以及有无癌变等情况而定。

（1）确定是否癌变。癌变可发生在腺瘤某一部位，应进行多处活检。病理确诊浸润性癌，就按大肠癌处理；如果是原位癌，切除肿瘤即可。

（2）小的乳头状瘤可在内镜下高频圈套电灼切除。

（3）直肠远端乳头状瘤既可在麻醉下扩肛后，经肛门途径切除，也可在肛门镜直视下用细针穿刺到腺瘤基底处黏膜下注射肿瘤灵Ⅱ号药液，使腺瘤基底黏膜水肿变灰白色，使腺瘤发生坏死脱落。

（4）坏死疗法治疗近端结肠乳头状瘤，治疗方法同结肠腺瘤。

（三）儿童型肠息肉

1. 概述

一般病变位置处于直肠以及直肠与乙状结肠交界处，70% 为单发，儿童息肉大部分都会在青春期后自行脱落，一般不会出现癌变。该病尚无明确病因，疑与炎性刺激或遗传等因素相关。

病变外观一般呈椭圆形或球形，直径通常在 1 cm 以下，息肉表面为淡红色，光滑且有细长蒂，蒂由正常黏膜组织构成，息肉表面受损或因炎症可出现糜烂。镜下息肉由血管、腺体和疏松结缔组织组成，伴有急、慢性炎症细胞浸润，黏膜腺体增生，黏液潴留，形成大小不等的潴留囊腔。

2. 症状

粪便表面带血，便后可出现滴血情况，鲜红色，无痛感，部分有蒂，直肠息肉会随排便脱出肛门。

3. 诊断

直肠指诊及乙状结肠镜检查可确定诊断。

4. 治疗

（1）经纤维结肠镜用高频圈套电灼切除或采用坏死疗法治疗，经肠镜细针穿刺到息肉基底部黏膜处注射肿瘤灵Ⅱ号药液，使黏膜水肿变白，息肉坏死脱落。

（2）息肉位于直肠远端，可结扎蒂根部，使其缺血、坏死脱落，达到治愈目的。

（3）息肉位于直肠远端，采用坏死疗法治疗经肛门镜用细针穿刺到息肉蒂根部黏膜，注射肿瘤灵Ⅱ号药液，使蒂黏膜变灰白，息肉坏死脱落，达到治愈目的。

（四）增生性息肉

本病常见 30 岁以上成人，无明显临床症状，在纤维结肠镜检查时，可见到结肠内多个大小相似、扁平状、灰白色隆起。

内镜可见其外表形态大小，活检可明确诊断。

本病一般不需要治疗，去除刺激增生因素即可。

（五）炎性息肉

炎性息肉是指在大肠炎性病变的基础上，形成的肠黏膜增生表面的局限性赘生物，又称假性息肉。常见大肠炎性病变有慢性非特异性结肠炎、溃疡性结肠炎、阿米巴结肠炎、血吸虫性肠炎、大肠结核等。

不同的炎症性肠道疾病有不同的病理变化，但就炎性息肉而言，有下述几种情况：①肠黏膜炎症，溃疡在愈合过程中，局限性隆起增生的黏膜岛，伴有该处淋巴回流障碍；②肠黏膜溃疡面的炎症刺激，其周围有肉芽组织增生，呈息肉样；③吻合口溃疡或缝线刺激的异物反应，局部炎性组织增生，呈息肉样病变，镜下可见各种不同类型的炎症改变，多数为非特异性，无肿瘤细胞。

该病一般为肠道炎症性病变临床表现，炎症病变程度决定了症状的轻重，一般为黏液血便和慢性腹泻，炎症轻重决定了腹泻次数。通过内镜检查可以观察到息肉的数目、形态和大小，通过病理检查可以明确诊断。

二、家族性腺瘤性息肉病

（一）概述

广义地讲，家族性腺瘤性息肉病（FAP）包括经典的家族性腺瘤性息肉病、Gardner 综合征、伴中枢神经系统髓母细胞瘤的 Turcot 综合征、轻表型家族性腺瘤性息肉病、遗传性扁平息肉综合征、遗传性侵袭性（硬）纤维瘤六种疾病，它们均是由腺瘤性结肠息肉病（APC）基因突变所致的常染色体显性遗传病。FAP 是最常见的肠道息肉病，其突出的特点是消化道多发性腺瘤性息肉，常造成消化道出血、梗阻等并发症，息肉还可以癌变为大肠癌。

（二）临床特点

1. 经典的家族性腺瘤性息肉病

此处的"经典"是指既往文献中所谓的家族性腺瘤性息肉病，更早的用名包括多发性结肠息肉病、遗传性结肠息肉病、家族性结肠息肉病等。本病最突出的临床特点为多发性大肠腺瘤性息肉，多出现在 20 岁前。患者临床表现为腹痛、便血、肠梗阻等。FAP 患者的息肉如果不及时治疗，40 岁后一个或数个息肉经增生而癌变的概率可达 100%。

本病的结肠外表现可分为以下三种：①上消化道息肉，如胃、十二指肠乃至胆管。②眼、软组织和骨骼表现，如先天性视网膜色素上皮肥大，可以作为早期诊断的特征性依据。下颌骨肿瘤可见于 90% 以上 FAP 患者，也是本病特征性的表现。侵袭性纤维瘤的发生率可达 6% ～ 8%。③ FAP 患者大肠外恶性肿瘤发生率明显增高，35 岁以下的年轻女性的甲状腺乳头状腺癌的发生率是正常人的 50 ～ 100 倍，癌常呈多灶性。西方 FAP 患者的十二指肠癌尤其是十二指肠乳头部癌发生率明显增高（20% ～ 60%），胃癌的发生率相对较低。对 FAP 患者正常的十二指肠乳头区随机活检，1/3 的病例有微小的腺瘤灶。在日本，50% 的 FAP 患者发生胃腺瘤，胃癌的发生率明显增高，十二指肠乳头部癌的发生率则相对较低。FAP 患者中枢神经系统髓母细胞瘤的发生率是正常人的 92 倍。患者肝胚细胞瘤的发生率是正常人的 42 倍。

2. Gardner 综合征

Gardner 综合征的结肠息肉病三联征为结肠多发息肉、多发骨瘤（主要发生于面部和长骨，下颌骨部位占 76% ～ 90%）、表皮样囊肿。Gardner 综合征已被证实为 APC 突变所致，属于 FAP 的一个亚类。

3. 伴随母细胞瘤的 Turcot 综合征

在以中枢神经系统肿瘤为特点的 Turcot 综合征中，大肠腺瘤数目较少，有些患者并发肝结节样增生、多发性皮肤损害，包括黏膜咖啡斑、基底细胞痣和癌、皮脂溢性角化病。Mastronardi 等查阅了很多文献报告，认为 Turcot 综合征实际上可能包括两类不同的综合征：一类为伴脑髓母细胞瘤的患者，发病年龄低，呈常染色体显性遗传，应属于 FAP；另一类发病年龄高，常伴除髓母细胞瘤以外的多形性恶性胶质瘤（包括 Turcot 本人报告的家系），可能属于癌家族。Hamilton 等对两个遗传登记机构的 14 个 Turcot 家系进行遗传学检查发现，10/14 家系有 APC 基因的突变，脑肿瘤为髓母细胞瘤。相较而言，3/4 家系（包括 Turcot 本人报告的家系）表现为典型的复制错误，2/4 家系有错位修复基因突变，患者的脑肿瘤为其他多形性恶性胶质瘤，属于遗传性非息肉性大肠癌。

4. 遗传性扁平息肉综合征和轻表型家族性腺瘤性息肉病

既往研究认为，两者属于独立的遗传性息肉病，目前已证实属于 APC 不同突变部位所致的 FAP 亚类。遗传性扁平息肉综合征的特点为肠道息肉数目较少，息肉呈扁平状。轻表型家族性腺瘤性息肉病的特点为肠道息肉数目少、大肠癌发生晚。

5. 遗传性侵袭性纤维瘤或称硬纤维瘤

以顽固性、侵袭性局部生长为特征，多见于腹部，尤其多发生于术后患者。患者大肠息肉和骨瘤少见，常有大肠腺瘤性息肉病和大肠癌的家族史，无先天性视网膜色素上皮肥大。实际也是因 APC 基因突变所致，可认为是 FAP 的一种特殊类型。

（三）治疗和随诊

1. 治疗

手术治疗是目前治疗本病的最佳方法。对于确诊的患者，一般提倡早期根治 / 预防性手术治疗。手术方式包括结肠直肠全切除术加永久性回肠造瘘术，全结肠切除、回肠直肠吻合术，全结肠切除、直肠次全切除、直肠黏膜剥除、回肠储粪袋 – 肛管吻合术。最后一种方式可保留肛门，排粪功能较好，并发症可以接受，操作稍复杂，已成为治疗本病的主要方法。对发生的各种急性并发症（如急性肠梗阻）应积极处理。

FAP 的基因治疗虽有一定效果，但与临床应用还有一定距离。Westbrook 等研究显示，近 100% 的肠黏膜细胞均可成功地表达导入的 APC 基因，但持续时间不超过 4 d，与黏膜细胞脱落时间相似，重复治疗可维持正常人 APC 基因表达水平的 1/10，未见明显毒性。

2. 随诊

本病患者的子代患病的可能性为 50%，故积极随诊并发现临床前患者非常重要。患者及高危人员应该接受遗传学检查。对于基因携带者的临床检查，应始于 12 ～ 13 岁或更早，每年接受全结肠或乙状结肠镜检查直至 35 岁。患者的随访还应包括每 1 ～ 3 年的胃镜检查，最好用侧视镜检查十二指肠壶腹，肠外检查，女性患者的甲状腺检查也应包括在内。在随诊中，可综合运用各种检查和分析方法，如体检、结肠镜检查、眼科检查、牙齿和下颌骨放射学检查、分子遗传学检测等。近来利用螺旋 CT 进行的二维和三维结肠息肉显像可能成为新的更安全、创伤更小的随诊方法。

直接突变检测、连锁分析、APC 基因相关多态性分子标记分析等都可用于有/无症状患者的诊断。目前，最常用的方法为截短蛋白的检测，敏感性在90% 左右。Muller 还提出一种敏感的可从大便中检测 APC 基因突变的（非放射性 HD-PCR）方法。根据基因型和表型的关系，直接突变检测和临床随诊结果可互为借鉴。如果临床有先天性视网膜色素上皮肥大表现的患者，应先检测第 9 外显子前的序列。

三、大肠癌

（一）概述

大肠癌是直肠癌和结肠癌的总称，是一种常见消化道恶性肿瘤，为大肠黏膜上皮受到环境或者遗传等致癌因素影响发生的恶性病变。大肠癌在大肠各段均可发生，其中最常见的是在直肠与乙状结肠处，常见单发癌，偶尔出现同时性或异时性多发癌。

（二）病因

目前大肠癌的病因尚不明确，但发生大肠癌可能和饮食、遗传、大肠腺瘤以及慢性大肠炎症有关。

1. 饮食因素

长期食用高脂肪食物会增加大肠癌发病率。除此之外，缺乏微量元素等与大肠癌有一定关系。

2. 遗传因素

"大肠癌家庭性"相关的报道在国内外均有出现，且显示出大肠癌患者的血亲和一般人相比，死于本病的概率明显升高。部分大肠腺瘤为常染色体显性遗传疾病。例如，多发性家庭性腺瘤病，其家族患病率高达 50%，倘若未进行治疗，则 10 岁之后可能发生大肠癌。一些学者近年来针对肿瘤抑制基因和大肠癌发病关系进行了一系列研究，结果显示遗传因素对大肠癌的发病机制和易感性均有一定影响。

3. 大肠腺瘤

相关学者在研究各地尸检材料后发现，大肠癌和大肠腺瘤有十分一致的发病情况。相关人员曾做出统计，和无腺瘤人员相比，有一个腺瘤的患者的大肠癌发生率高出 5 倍，多个腺瘤者则比单个腺瘤者高出 1 倍。

4.慢性大肠炎症

据报道，肠癌的流行区域与血吸虫病的流行区域呈正相关关系。一般认为，由于血吸虫导致的肠道的炎性改变，有一部分会发生癌变。肠道的其他慢性炎症也有癌变的可能，如溃疡性结肠炎，有3%～5%癌变。

（三）临床表现

1.主要症状

大肠癌早期往往不会出现症状，直到癌肿增大和出现并发症之后，才有症状显露，具体症状包括以下几点。

粪便性状出现变化，排便习惯改变：该症状一般出现得最早，具体表现为腹泻、便秘，或两者交替，排便次数增加；形状为血便、黏液便或者脓血便，患者粪便变细，常有里急后重感。

腹部疼痛：当癌肿增大后，会出现糜烂或者继发感染，对肠道产生刺激，患者会有定位不确切的持续隐痛，轻者仅有腹胀或腹部不适感。

腹部肿块：通常出现在右腹部，肿块呈结节状或条索状，质地较硬。

肠梗阻症状：该症状出现往往意味着大肠癌已经发展至晚期，表现为低位不完全性肠梗阻，患者会出现腹胀、腹痛以及便秘症状。症状会在完全梗阻时加剧。

全身症状：由于慢性失血、癌肿溃烂、感染、毒素吸收等，患者会出现贫血、消瘦、乏力、低热等。

肿瘤转移的症状：肿瘤扩散出肠壁在盆腔广泛浸润时，可引起腰部酸痛、坠胀感，当浸润腰骶神经丛时，常有腰骶尾部持续性疼痛。肿瘤通过血道、淋巴道及种植转移时，可出现肝、肺、骨转移症状，左锁骨上、腹股沟淋巴结肿大及直肠前凹结节，癌性腹水等。晚期可出现黄疸、浮肿以及恶病质等。

2.具体癌肿部位症状

癌肿部位不同，临床表现亦有所不同。国内资料显示，大肠癌患者的首诊主诉症状以便血最多，尤其是直肠癌患者，其次为腹痛，尤以结肠癌患者为多。

（1）右侧结肠癌。右侧结肠腔径较大，以吸收功能为主，肠腔内粪汁稀薄。故当患右侧结肠癌时，可有腹泻、便秘、腹胀、腹痛、腹部压痛、腹块、低热及进行性贫血。晚期可有肠穿孔、局限性脓肿等并发症。

（2）左侧结肠癌。左侧结肠腔与右侧结肠相比较为窄小，狭小的乙状结肠和直肠之间形成一个锐角，并且粪便在左侧结肠已经形成，所以当出现左侧结肠癌时，往往会出现慢性进行性肠梗阻。患者通常会有顽固性便秘，也可见排便次数多。因为肠梗阻通常出现在乙状结肠下段，所以很少或者没有呕吐情况，但腹痛、腹胀、肠鸣和肠型明显。若癌肿出现破溃，粪块外可见鲜血或黏液，甚至排出脓液。持久显著膨胀、缺氧、缺血的梗阻近端肠管可能会发生溃疡甚至穿孔。除此之外，还可能出现肠道大量出血以及形成腹腔内脓肿。

（3）直肠癌。主要表现为大便次数增多，粪便变细，带黏液和血，伴有里急后重或排便不净感。当癌肿蔓延至直肠周围而侵犯骶丛神经时，还可出现剧痛。如果癌肿累及前列腺或膀胱，则可出现尿频、尿急、尿痛、排尿不畅和血尿等症状，并可形成通向膀胱或子宫的瘘管。

（4）肛管癌。主要表现为便血及疼痛，疼痛于排便时加剧。当癌侵犯肛门括约肌时，可有大便失禁。肛管癌可转移至腹股沟淋巴结。

（四）转移与扩散

1. 直接浸润

一般来说，结肠直肠癌的生长速度较慢，其环绕肠管扩展一周需 18～24 个月。当始于大肠黏膜的癌浸润至黏膜肌层以下时，由于其沿淋巴管、血管四周的间隙扩展阻力小，癌在黏膜下层、肌层及浆膜下层中的蔓延要比黏膜层广。所以，在手术切除时，必须距肿瘤黏膜表面有一定的距离，才能保证切缘阴性。结肠直肠癌在浸润穿透肠壁时，即可直接浸润邻近的组织器官。贴近腹壁的盲肠、升结肠及降结肠癌可侵及腹壁，升结肠上段癌可累及十二指肠降段，肝曲结肠癌可浸润蔓延达肝脏、胆囊，横结肠癌可侵及大网膜或胃。结肠癌灶与小肠粘连、浸润，有时可形成小肠 - 结肠内瘘，可出现餐后不久即排便、排便次数多、排出未消化食物等症状。直肠癌可侵及膀胱、子宫、阴道、前列腺、精囊腺、输尿管。

2. 种植播散

结肠直肠癌在浸润肠壁浆膜层时，癌细胞可脱落于腹膜腔而发生种植播散。广泛的种植播散可产生癌性腹水。肿瘤表面的癌细胞也可脱落进入肠腔。脱落入肠腔的癌细胞在正常黏膜上不至于形成种植，但如果进入肠黏膜的破损处，则可存活而形成种植转移灶。

3. 淋巴道转移

黏膜层中无淋巴管存在，因此癌细胞如果只限于黏膜层就不至于发生淋巴道转移，但如果癌已突破黏膜肌层浸润达黏膜下层，就有可能发生淋巴道转移。随着癌向肠壁深层及向肠壁外浸润，淋巴结转移的机会明显增加。值得注意的是，一般文献中报道的淋巴结转移率均为普通的 HE 染色切片病理检查的结果，如果用免疫组化法对 HE 染色淋巴结无转移者做进一步检查，淋巴结转移率就更高。

4. 血行转移

结肠直肠癌发生血行转移的情况相当常见。研究显示，在上海医科大学肿瘤医院手术治疗的结肠直肠癌患者中，有 8.5% 的患者在术中发现有肝转移。在根治性切除术后已随访 5 年以上的直肠癌患者中，发现有 14.4% 于术后 5 年内发生血行转移。在这些发生血行转移的患者中，肝、肺、骨、脑转移分别占 36.5%、34.6%、19.2% 及 3.9%，余下 5.8% 的患者则为其他部位的血行转移。

（五）辅助检查

大肠癌发病部位不同，症状也不尽相同。通过详细询问患者病史，对患者进行体格检查，并辅以内镜、X 线和实验室检查，即可确诊。检查大肠癌的手段有以下几种。

1. 直肠指诊

和国外相比，我国最常出现的是下段直肠癌。指诊是发现这种直肠癌最重要的一种检查方式，有超过 75% 的直肠癌都可以通过直肠指诊触及，然而往往会被忽视。通过直肠指诊可以探查到癌肿部位、与肛缘之间的距离，并且可以获得癌肿的范围、大小、固定程度、与周边脏器关系等相关信息。

2. 内镜检查

内镜检查分为结肠镜、直肠镜和乙状结肠镜检查。直肠镜或乙状结肠镜不需要进行肠道准备，操作比较简单，一般在门诊常规检查时使用，若是已经明确诊断出乙状结肠癌、直肠癌，需在手术治疗之前进行结肠镜检查，对同时存在的息肉和多部位原发大肠癌进行排除。借助结肠镜可以对全部结肠进行观察，直达回盲部，并且可在直视下钳取可疑病变进行病理学检查，也可以收集擦刷掉落的脱落细胞或冲洗液做细胞学检查，这些都有利于发现早期和微小的大肠癌。

3. 钡灌肠 X 线检查

钡灌肠 X 线检查是检查结肠癌常规方法之一，但对直肠癌的诊断意义不大，且普通钡灌肠 X 线检查对较小的大肠癌易漏诊。应用气钡双重造影技术可清楚地显示黏膜破坏、肠壁僵硬、结肠充盈缺损、肠腔狭窄等病变，提高诊断正确率。

4. 腔内超声、CT、MRI 检查

结肠直肠腔内超声扫描可清晰地显示肿块位置、大小、深度及周围组织情况，可分辨肠壁各层的微细结构。腔内超声检查方法简单，可迅速提供图像，对选择手术方式有一定帮助。CT 及 MRI 检查对了解肿瘤肠管外浸润程度以及有无淋巴结或肝脏转移有重要意义，对大肠癌复发的诊断较为准确。

5. 大便隐血检查

大便隐血检查可作为大规模普查时或对一定年龄组高危人群检查大肠癌的初筛手段。阳性者再做进一步检查。无症状阳性者的癌肿发现率在 1% 以上。

6. 血清癌胚抗原（CEA）及肠癌相关抗原（CCA）测定

国外学者对 CEA 理化特性、分子结构进行了大量研究，CEA 虽非结肠癌所特有，但多次检查观察其动态变化，对大肠癌的预后估计及监测术后复发有一定的意义。近年来，国内外已采用抗人结肠癌单克隆抗体和多克隆抗体，检测大肠癌中 SW620 细胞系中的 55kD 糖蛋白，即肠癌相关抗原（CCA）。

（六）诊断

依据临床症状和详细的体检，结合内镜检查、X 射线和其他影像检查、病理和细胞学检查及肿瘤标志物检测，可以得到明确诊断。

（七）外科治疗

1. 早期结肠直肠癌的内镜治疗

若发现结肠直肠腺瘤应及时处理，因为其属于癌前病变。通过肠镜可以摘除大部分腺瘤，而一些直径超过 2 cm 的广基腺瘤等无法通过肠镜摘除的腺瘤，建议尽快进行手术切除。对摘除下的腺瘤需进行切片检查，无癌变者无须再进一步治疗。癌变限于黏膜层者若已经切除或摘除所有腺瘤，便不用再度手术，但要注意肠镜随访。若癌变已经进入黏膜下层，但仍未侵达固有肌层时，此时依旧为早期结肠直肠癌，但存在淋巴结转移可能，所以需按以下原则进行处理。

（1）管状腺瘤。当浸润性癌变限于黏膜下层时，仅约 4% 的病例发生淋巴结转移，因此如果没有下列 3 种不利因素，一般不需要再做大手术，可随访观察：①切缘贴近癌；②切片中淋巴管或静脉内见到癌细胞；③癌属于高度恶性。

（2）绒毛状腺瘤。当浸润性癌变限于黏膜下层时，淋巴结转移的可能性达 29% ～ 44%，因此均应按通常的结肠直肠癌做包括淋巴结清除的大手术治疗。

（3）混合性腺瘤。当浸润性癌变限于黏膜下层时，如果其呈有蒂状，则与管状腺瘤癌变限于黏膜下层时的处理原则相同；如果呈广基型，则处理原则与绒毛状腺瘤癌变限于黏膜下层时相同。

《中国结直肠癌诊治规范》推荐，当癌变限于黏膜下层时，治疗原则主要根据腺瘤的病理类型决定，也要根据腺瘤形态决定治疗方案。有蒂腺瘤癌变侵至黏膜下层，若癌只限于腺瘤的顶端或蒂部的黏膜下层，淋巴结转移机会小，大多经内镜电切摘除即可，未分化癌除外。

肠镜检查发现的腺瘤如果经内镜电切困难而需剖腹手术，手术范围应予以全面考虑。一般腺瘤多数为广基，直径 2 cm 以上，绒毛状腺瘤居多，癌变概率在 40% 以上。此类腺瘤在开腹手术时，如果无明显内科并发症，手术风险不大，一般应做包括淋巴结清除的根治术。但如果手术影响患者的肠道生理功能或需切除肛门时，则病理应证实已有癌浸润。

2. 结肠直肠癌的手术治疗

手术范围包括肿瘤局部广泛切除与引流区域的淋巴结清除。

（1）右半结肠切除。用于盲肠、升结肠及肝曲结肠癌。切除范围为末段 15 cm 左右回肠、盲肠、升结肠、横结肠右半及右半大网膜，有时需清除幽门下淋巴结及胃右网膜动脉旁淋巴结。沿肠系膜上静脉表面解剖至胰腺下缘，清除血管根部的淋巴结。回结肠动、静脉，右结肠动、静脉均在根部结扎、切断。结肠中动脉的右支应于其根部结扎、切断。当癌已穿透后壁时，应将该区域深面的腰肌筋膜、肾前脂肪囊一并清除。

（2）横结肠切除。用于横结肠中段癌。切除自肝曲至脾曲的结肠，清除大网膜（包括幽门下淋巴结及胃网膜右、左动脉旁淋巴结），结肠中动、静脉分别于胰腺下缘，在从肠系膜上动脉分出处及注入肠系膜上静脉处结扎、切断。

（3）左半结肠切除。用于脾曲结肠癌或降结肠癌。切除左半横结肠、降结肠及近侧乙状结肠。结肠中动脉的左支及左结肠动脉于根部结扎、切断，并解剖清除结肠中动脉及肠系膜下动脉根部旁的淋巴结与脂肪组织。

（4）乙状结肠癌切除术。用于乙状结肠癌，切除乙状结肠（当病灶位于近侧乙状结肠时，还应一并切除部分降结肠）和直肠—乙状结肠交界处（如病灶位于近直肠—乙状结肠交界处的乙状结肠，其远切缘应距癌 7 ～ 8 cm）。清除肠系膜下动脉根部旁的淋巴脂肪组织直至其分出左结肠动脉处，保留左结肠动脉后，结扎、切断肠系膜下动脉。

（5）直肠癌保肛手术。上段直肠距肛缘 11 ～ 15 cm，中段直肠距肛缘

7～11 cm，下段直肠则为 7 cm 之内。对上段直肠癌行经腹前切除术，将肿瘤远侧肠管与全系膜进行切除可以达到比较好的效果，然而这种方式对中段和下段直肠癌受限较大，因此存在很多争议。一般传统保肛手术要求切除至少 5 cm 的肿瘤远侧肠管，但如今这个观点已经被逐渐修正。当前，专业学者认为的安全远切缘只需要大于 2 cm 就行。①少见癌于肠壁内向远侧浸润，通常小于 2 cm；②存在肠壁内远侧蔓延者预后差，无论是否保肛，都无法通过手术治愈；③保肛手术的远期疗效与远切缘至癌的关系不大，大部分情况下根治性保肛手术的安全距离为远切缘 2 cm，该距离以上可以达到根治效果。

但保肛术后局部复发的报告也增多。保肛术后局部复发的原因大致如下：①肿瘤远侧肠段切除不足；②直肠系膜或直肠周围组织清除不充分；③术中癌细胞种植引起。肿瘤近侧肠黏膜上的癌细胞可能是手术前采用灌肠方法准备肠道时，将癌细胞冲向肿瘤近侧，贴附于肠黏膜而致。这些癌细胞在完整的肠黏膜上无法形成种植灶，在创面上可形成种植灶而致局部复发。

（6）直肠癌的全系膜切除术。1982 年，英国的 Heald 等在直肠癌的治疗中首次提出"全直肠系膜切除术（TME）"。直肠系膜为由盆筋膜脏层包覆的直肠后方和两侧的血管、淋巴管和脂肪组织。癌细胞在肠壁内向远侧浸润虽极少超过 2 cm，但在直肠系膜内存在播散的癌细胞巢或癌结节，也存在直径小于 5 mm、已有转移灶的淋巴结。TME 手术使局部复发明显减少，生存率明显提高。究其原因，手术标本周围组织切缘阳性率下降，清除了直肠系膜内潜在的癌结节，减少了癌细胞从直肠系膜内脱落入术野的危险，因此全直肠系膜切除术不断受到广泛重视。

（7）直肠癌经腹会阴切除术。直肠癌经腹会阴切除术适用于无法做保肛手术的直肠癌患者和肛管癌患者。手术切除乙状结肠中点至肛门间的肠管和肠系膜；肠系膜下动脉根部旁的淋巴脂肪予以清除，左结肠动脉可保留，肠系膜下动脉于其分出左结肠动脉处的远侧结扎、切断；分离骶前间隙及直肠—膀胱、前列腺间隙（女性为直肠—阴道间隙）；贴近盆壁切断两侧的韧带；贴近盆壁切断肛提肌及其上、下筋膜；切除距肛缘 3 cm 左右的皮肤及坐骨—直肠凹内的淋巴脂肪。女性腹膜反折以下的直肠癌病灶位于直肠前壁侵近或侵入阴道后壁时，尚需一并切除阴道后壁及全子宫与两侧附件。

3. 放射治疗

（1）大肠癌的放疗方案。大肠癌的放疗按其目的分为根治性放疗，对症性放疗，放疗、手术综合治疗。对直肠癌术后除早期（Ⅰ期）的不预防性放疗外，其他期均需放疗，其他部位肠癌术后一般不主张预防性放疗，有残留的必须行放疗，并且达根治剂量。

①根治性放疗：根治性放疗旨在通过放疗彻底杀灭肿瘤细胞，仅适用于少数早期病人和特殊敏感细胞类型的病人以及不适宜手术者。

②对症性放疗：以减轻症状为主要目的，适用于止痛、止血、减少分泌物、缩小肿瘤、控制肿瘤等姑息性治疗。适宜晚期病人症状明显者，放疗部位不要过大，放疗剂量以能控制症状为宜。

③放疗、手术综合治疗：有计划地综合应用手术与放疗两种治疗手段。按进行的先后顺序，可分为术前放疗、术中放疗、术后放疗以及"三明治"式放疗四种。术前放疗：术前照射能使肿瘤体积缩小，使已经转移的淋巴结缩小或消失，减轻癌性粘连，降低肿瘤细胞活力及闭合脉管，故适用于控制原发灶及改变 Dukes 分期，并有利于提高手术切除率，减少复发率和医源性播散。术中放疗：对术中疑有残留处和不能彻底切除处用 R 射线进行一次性大剂量照射。术后放疗：适用于切除不彻底或术后病理标本证实切缘有肿瘤细胞残留者。在有计划的术后放射术中，应做银夹标记，以便缩野加量。"三明治"式放疗：为了充分发挥术前放疗和术后放疗的优势，并弥补两者的不足，采用术前、术中、术后放疗的方法，称"三明治"式疗法。一般术前一次性照完 5 Gy，然后手术，手术后再放疗 5 周，总剂量 45 Gy（如果术后病理检查属 Dukes A 期，可不再加术后放疗）。也可采用术前照射 5 次（共 15 Gy），术后照射 20 次（共 40 Gy）。

（2）大肠癌的放疗实施。

①放射线：应选 6 MV 以上的高能 X 线，需腔内治疗要选择高剂量放疗。

②照射野。盆腔前后野：上界在腰髓关节水平，两侧界为髂骨弓状线外侧 1 cm 处，下界视病灶部位而定，上段直肠癌在闭孔下缘，中下段直肠癌至肛门下缘水平，面积一般为 12 cm×12 cm。病灶在离肛门缘 5 cm 以上者，以盆腔前后野为主野。侧野：可取俯卧位，膀胱充盈，野的上下界同盆腔野，前界在股骨头顶点水平，如果盆腔器官受侵犯及髂外淋巴结转移，则侧野前界应包括髂外淋巴结，后界通常在髂骨后 1.5～2 cm。经会阴手术者，则后界应包括会阴。会阴野：取胸膝卧位，以髂骨弓状线外侧 1 cm 的间距为宽度，野中心为肛口后上方，长度取决于体厚，面积一般为（8～11）cm×（12～14）cm。病灶在离肛门缘 5 cm 以内者以会阴野为主野。

③放射剂量。根治性放疗：共 60～65 Gy/6～7 周，首先大野放疗 45～

50 Gy/5 ～ 5.5 周，其次小野追加 10 ～ 15 Gy。肛管直肠癌除进行外照射外，还应进行腔内放疗及间质治疗。腔内放疗可运用后装治疗机进行，一般应配合外照射进行，当外照射量达 40 ～ 45 Gy/4 ～ 5 周后，局部如果仍有残留的表浅小病灶，则应采取加腔内近距离放疗，每次 5 ～ 7 Gy，每周一次，共 3 ～ 4 次，总量 20 ～ 25 Gy。间质治疗用 ^{192}Ir，长度、数量根据病人情况、肿瘤大小进行优化，一般 4 ～ 7 根 5 ～ 7 cm。间质治疗要和外照射配合，或作为接触治疗的补充剂量，通常 1 ～ 2 d 加量 20 ～ 30 Gy。对症性放疗：照射 2 ～ 3 周，共 20 ～ 30 Gy（以症状消失或减轻为目的）；或照射 5 ～ 6 周，共 50 ～ 60 Gy（以抑制肿瘤生长为目的）。术前放疗：照射 2 ～ 5 周共 20 ～ 45 Gy，放疗后 3 ～ 4 周手术。术后放疗：伤口愈合后，照射 4 ～ 5 周共 45 ～ 50 Gy，残留部位可缩野补充 10 ～ 15 Gy。术中放疗：β 射线一次性照射 15 ～ 17 Gy。

④剂量分配：按主野：副野 = 2 : 1 进行（盆腔前后野剂量分配按前：后 = 1 : 2 计算）。通过深度计算后发现前野深度为盆腔前后径的 2/3，后野为前后径的 1/3。

（3）放疗的副反应。

①白细胞数下降：佐以提高白细胞的药物，如维生素 B_6、B_4，利血生，肌苷片，强力升白片，肝血宝等。必要时可加用集落刺激因子。

②恶心、呕吐：酌情给予甲氧氯普胺（胃复安）；在呕吐严重时，可给予托烷司琼、阿扎司琼等药物，也可进行补液、维生素及电解质等治疗。

③皮肤反应：在Ⅰ度反应时，会阴区用滑石粉涂扑；在Ⅱ度反应时，外涂烧伤膏或肤轻松软膏。

4. 化疗

虽然确诊后的大肠癌有 70% ～ 80% 都可进行局部切除，但是由于局部复发或转移导致仅有 50% 的治愈率。想要降低复发概率，提高生存率，需在术后进行免疫治疗和化疗。

如今可以用到的化疗主要分为以下几种类型：①单一用药；②联合用药，包括联合不同类型细胞毒性药物、联合细胞毒性与非细胞毒性药物、化疗药物与生物调节剂联合应用。

（1）适应证与禁忌证。化疗主要适用于 Dukes B 期、C 期病人术后化疗或晚期病人姑息化疗。化疗的禁忌证如下：①恶病质状态患者；②严重心血管疾病患者或肝、肾功能障碍者；③血象不适合化疗者（骨髓功能低下）；④重症感染者。

（2）常用化疗药物。大肠癌是对化疗敏感性差的肿瘤之一，常用的化疗药物有 5- 氟尿嘧啶（5-Fu）、顺铂（DDP）、伊立替康（CPT-11）、丝裂霉素（MMC）、长春新碱（VCR）、草酸铂、希罗达等，单一用药有效率很少超过 25%，且缓解期不长。5-Fu 为目前大肠癌最常用、疗效相对较好的药物。

（3）生物反应修饰剂在大肠癌化疗中的应用。

① 5-Fu 与左旋咪唑（LV）的合并使用：左旋咪唑原为驱虫剂，在动物肿瘤模型中能刺激免疫系统。LV 作为单一药物对大肠癌并无活性，但如果与 5-Fu 联用，可显著减少 Dukes C 期病例的复发率和死亡率，明显延长患者的生存期。用药量为 50 mg，每日 3 次，用 3 d 停 12 d，共用一年。

② 5-Fu 与 IFN 并用：临床前研究表明，5-Fu 与 IFN 并用对多种实验性肿瘤有协同作用。IFN-α 在体外实验中能生化调节 5-Fu 活性，提高细胞内 5-Fu 活性代谢物 5-FdUMP 的水平，促进 5-FdUMP 与靶酶（胸苷酸合成酶）的结合。在临床试验中，IFN-α 可使 5-Fu 廓清减少，使 5-Fu 的血药浓度升高，并能增强 NK 细胞和巨噬细胞的活性。

5. 生物治疗及分子靶向治疗

临床上应用 IFN、TNF、IL-2、LAK 细胞、单克隆抗体作为载体的导向治疗、疫苗等方法治疗大肠癌的疗效不显著，基因疗法也处于实验研究阶段。已有人成功用野生型 p53 基因在体外传染大肠癌细胞株，使其生长明显受抑制，显示了 p53 抗癌基因在大肠癌治疗中的潜在价值。目前，分子靶向治疗方案如下：西妥昔单抗 400 mg/m²（第一周），静脉滴注，随后 2 500 mg/m²，静脉滴注，每周一次，可与化疗联合使用；贝伐单抗 5 ～ 10 mg/kg，静脉滴注，每两周一次，可与化疗方案联合使用。

6. 结肠直肠癌肝转移的治疗

（1）外科手术治疗。当结肠直肠癌肝发生转移性病变时，积极采取相应外科手术治疗，可以达到20% ～ 30% 的五年生存率。通过外科手术将结肠直肠癌肝转移病灶直接切除是十分有效的方式。一般如果发生了以下情况，可以考虑进行外科手术治疗：①转移性病变是单个结节或者只有小范围受到累及，也就是病变仅发生在一叶或一侧半肝；②已排除肝外病变，原发病变已被根治且没有局部复发迹象；③患者没有明显的心、肝、肺、肾功能障碍情况，可以承受手术；④对手术时的危险性与手术后的存活时间已经做出充分考虑与权衡；⑤医生有丰富的肝脏外科经验，可以开展复杂的肝脏手术。

（2）现代综合治疗。除了通过手术直接切除结肠直肠癌肝转移性病变外，也要重视现代综合治疗。其中，值得推荐的方法包括以下几个：①当在术中由于肝脏基础病变或者病变过于广泛而无法再继续肝脏切除时，可以采取肝动脉结扎，此方法的近期疗效尚可；②瘤体内无水酒精注射，本方法可在 B 超引导下进行，亦可通过介入放射的途径行区域性灌注治疗，或对巨块型病变先做栓塞治疗，待肿块缩小，全身情况允许后再做二期切除。

第八章 胰腺肿瘤的诊治与预防

第一节 胰腺神经内分泌肿瘤的诊治与预防

一、概述

胰腺神经内分泌肿瘤（pNET）是胰腺内分泌组织中的一种异质性肿瘤，来源于肽能神经元及神经内分泌细胞，在胰腺肿瘤中占 1% ～ 2%。近年来，pNET 的发病率逐年增加，但其生存率未得到明显改善，提高对该病的认识和诊治能力是提高患者生存率的关键。

二、病因

大量的科学研究人员对 pNET 的病因及发病机制进行了相应研究，然而迄今为止，其发病原因和致病机理尚未明确。

三、临床表现

pNET 具有高度异质性。根据患者是否出现因肿瘤分泌激素所导致的相应临床表现，可将 pNET 分为功能性和无功能性两类。其中，功能性 pNET 占 34% 左右，无功能性 pNET 占 66% 左右。此外，还可根据患者全身肿瘤的发病特点及肿瘤的遗传特性，将 pNET 分为散发性和遗传相关性两类。其中，散发性 pNET 占 90% 左右，遗传相关性 pNET 占 10% 左右。

（一）功能性 pNET

胰岛素瘤是最常见的功能性 pNET，胃泌素瘤次之。其他功能性 pNET 常被统称为罕见功能性胰腺神经内分泌肿瘤（RFT），主要包括生长抑素瘤、胰高血糖素瘤、血管活性肠肽瘤、产生 5– 羟色胺的神经内分泌瘤、产生促肾上腺皮质激素（ACTH）的神经内分泌瘤、产生促肾上腺皮质激素释放激素（CRH）的神经内分泌瘤等。功能性 pNET 患者常出现相关激素过量分泌的症状，如低血糖、高血糖、皮肤坏死游走性红斑、多发性消化性溃疡、腹泻、低钾血症等，故临床上通常较早被发现。部分功能性 pNET 亦可同时或先后分泌多种激素，从而导致更加复杂的临床表现。

1. 胰岛素瘤

胰岛素瘤又称胰岛 β‐细胞瘤，是最常见的功能性 pNET。多数胰岛素瘤为单发、散发，约 4% 的胰岛素瘤与 MEN1 基因有关且常为多发。此外，90% 以上的胰岛素瘤原发于胰腺，且肿瘤体积较小（82% 的胰岛素瘤最大径小于 2 cm），其在胰头、胰体和胰尾部的发生率基本相当。胰岛素瘤的恶性程度普遍较低，其局部侵犯或远处转移的发生率仅为 5%～10%。但转移性胰岛素瘤的恶性程度明显升高，患者预后并不优于无功能性 pNET 和其他功能性 pNET。

胰岛素瘤以分泌大量胰岛素，进而引起发作性低血糖综合征为特征，具体包括一系列自主神经症状和中枢神经症状。自主神经症状包括肾上腺素能症状（如心悸、震颤等）和胆碱能症状（如出汗、饥饿、感觉异常等）；中枢神经症状主要表现为意识模糊、焦虑、反应迟钝、视物模糊、癫痫发作、短暂意识丧失及低血糖昏迷等。胰岛素瘤较为典型的临床表现是 "Whipple 三联征"。若患者表现为发作性低血糖症状（如昏迷等）、发作时血糖低于 2.8 mmol/L、口服或静脉补充葡萄糖后症状可立即消失，应高度怀疑为胰岛素瘤，并做进一步检查以明确诊断。

2. 胃泌素瘤

胃泌素瘤是第二常见的功能性 pNET。多数胃泌素瘤为散发，伴发于 MEN1 的胃泌素瘤常为多发。多数胃泌素瘤发生于 "胃泌素瘤三角"，即由胆囊管与胆总管交汇处、胰头与胰颈交汇处、十二指肠降部与第三段的交汇处围成的三角形区域，亦可位于胰腺其他部位。

胃泌素瘤以肿瘤大量分泌胃泌素，进而刺激胃酸过度分泌而导致相应的临床症状，其临床综合征又称为 "卓‐艾综合征"。胃泌素瘤的常见表现包括反酸、烧心、恶心、呕吐、难治性消化溃疡及其导致的反复腹痛，以及大量胃酸刺激下的腹泻等胃酸相关症状。腹泻是胃泌素瘤的特征性表现之一，约见于 70% 的胃泌素瘤患者，且多表现为水样泻；其可伴随消化性溃疡一起出现，亦可为胃泌素瘤的唯一临床表现。患者的症状多在服用质子泵抑制剂（PPI）等制酸药物后明显改善，但停药后症状反复。

（二）无功能性 pNET

无功能性 pNET 起病隐匿，部分肿瘤亦可有激素分泌功能，但尚未达到引起相关临床症状的水平。患者在初诊时可表现为肿瘤压迫胰胆管，甚至侵犯胰周器官导致非特异症状，如腹胀、腹痛、消化道梗阻、消化道出血等。胰头部 pNET 可引起胆道梗阻，继而导致黄疸等症状，胰尾部 pNET 可引起区域性门静脉高压，少部分患者甚至表现为肿瘤远处转移所导致的相关症状。近年来，随着检测技术的进步和健康体检的普及，越来越多的无功能性 pNET 得以在早期被发现和确诊。

（三）遗传相关性 pNET

pNET 亦可作为遗传性肿瘤综合征的重要表现形式，故通常将此类 pNET 称为遗传相关性 pNET。遗传相关性 pNET 患者常较年轻（20～40岁），肿瘤常为多发、无功能性，而功能性 pNET 常为胃泌素瘤和胰岛素瘤。

常见伴发 pNET 的遗传性肿瘤综合征包括多发性内分泌肿瘤综合征 I 型（MEN-I，50%～80% 合并 pNET）、VHL 综合征（10%～17% 合并 pNET）、神经纤维瘤病 I 型（NF-I，小于 10% 合并 pNET）、结节性硬化症（较少合并 pNET）等。其中，MEN-I 是最常见的遗传性肿瘤综合征，人群患病率为（1～10）/10 万，患者以合并甲状旁腺（约98%）、胰腺、垂体（约35%）肿瘤为特征，部分患者还可合并肾上腺、胸腺等部位的肿瘤。

四、辅助检查

（一）实验室检查

多种肽类标记物都有助于 pNET 患者的诊断及治疗后随访。功能性 pNET 可分泌胰岛素、胰高血糖素、胃泌素和 VIP。非功能性 pNET 虽与临床激素综合征无关，但其可分泌一些血清中可检测到的蛋白。在所有类型的胃肠胰神经内分泌肿瘤中，最常被分泌和检测的肿瘤标记物为嗜铬粒蛋白 A（CgA），50%～70% 的 pNET 患者会出现血清 CgA 水平升高。CgA 的表达通常与神经内分泌细胞中具有致密核心的分泌小泡的数目相关。研究认为，血浆 CgA 水平与肿瘤负荷有关。北美神经内分泌肿瘤学会（NANETS）和欧洲神经内分泌肿瘤学会（ENETS）建议 CgA 可作为进展期 pNET 进行诊断和长期随访的必要检查，但在肾功能受损、肝功能不全、高血压以及质子泵抑制剂、生长抑素类似物等应用下会影响 CgA 的表达。由于 CgA 在各国检测方法具有差异，其取值范围变化较大，临床实用性受到限制，尚未在临床上广泛使用。

（二）影像学检查

1. CT、MRI、SRS

影像学检查相对于实验室检查更具有优越性。在影像学检查中，CT 和 MRI 在 pNET 原发病灶及转移灶评估方面广泛使用，CT 诊断敏感性（73%）低于 MRI（96%），但特异性（96%）高于 MRI（88%）。增强 CT 扫描时肿瘤可表现出明显强化，但其敏感性对直径小于 2 cm 的肿瘤存在明显降低，而 MRI 对较小病灶的评估更具优势。最近的研究表明，靶向 MRI 纳米探针具有生物相容性良好及对 MRI 信号的高敏感性的优势。由于超顺磁性氧化铁（SPIO）具有极强 MRI 敏感性，可有效被细胞识别和吞噬，同时 SPIO 组织相容性好，能逃避网状内皮系统的识别，随着其浓度的增加及与奥曲肽的结合下成像敏感性的提高，负载 SPIO 和奥曲肽的纳米探针对 pNET 具有良好的靶向性。美国国立综合癌症网络最新关于 pNET 的指南提出，对于无功能性 pNET，推荐多期 CT 或 MRI 为首选检查方法。最新研究指出，食管钡餐造影结合 CT 在食管癌放疗近期疗效评估中有较高价值，有利于分析患者淋巴结短径、长径、体积与疗效的关系。

pNET 细胞表面过表达生长抑素受体（SSTR），显像方式可通过核素标记人工合成的生长抑素类似物实现，即生长抑素受体显像（SRS）。生长抑素类似物可被许多正电子核素标记，用于 PET 显像。目前，应用最多的是 ^{68}Ga 标记四氮杂环十二烷四乙酸（^{68}Ga-DOTA）肽类物质，如 ^{68}Ga-DOTA- 酪氨酸奥曲肽酸（^{68}Ga-DOTA-TATE）、^{68}Ga-DOTA- 酪氨酸奥曲肽（^{68}Ga-DOTA-TOC）等。该类显像剂对 SSTR 亲和性好，故对诊断 pNET 的敏感度高，能够发现微小病灶，并具有半衰期较长、快速聚集在肿瘤组织周围、成本低、图像对比度高等优点，具有良好的应用前景。

2. 超声内镜

超声内镜（EUS）检查对体积较小的 pNET 诊断敏感性高于 CT。内镜探头可直接进入体腔，可对胰腺进行近距离探查，具有较高的准确性。尤其对直径小于 2 cm 的病灶非常敏感，可探及直径小于 5 mm 的微小病灶。pNET 的 EUS 图像特征一般表现为圆形、类圆形低回声影，多为单发，体积较小，边界清楚，内部回声均匀，周围无淋巴结肿大，部分病灶可出现囊性变或钙化。在临床上，pNET 常需与胰腺癌进行鉴别，而胰腺癌在 EUS 检查时多呈实性低回声，多见于胰头部，边界欠清晰，后方回声衰减，常伴有胰管阻塞。此外，超声内镜引导下的细针穿刺（EUS-FNA）可取得病变的组织，用于病理、肿瘤标志物等检查，其优势在于距离胰腺近，定位更准确，获得的组织标本较充足，并且可避开机体重要的脏器及血管，从而减少对组织的损伤及并发症，对pNET 的诊断具有较高的价值。但由于受操作者的技术水平、穿刺次数、穿刺针头型号等因素影响，其灵敏度差异较大。

五、诊断

本病根据临床表现和辅助检查可做出诊断。

六、pNET 的治疗

目前，pNET 首选的治疗方法仍然是手术治疗，接受根治性切除手术的患者预后良好。对于无法进行手术治疗的患者，可选择靶向治疗、免疫治疗、化疗等方式抑制肿瘤增殖，提高生存质量。在手术治疗后，还需根据患者的具体情况，结合非手术治疗的方法，进行相应的综合治疗。相对于单独治疗而言，综合治疗的康复效果更好。

（一）手术治疗

不同的 pNET 根据肿瘤的性质、部位、体积、数目及肿瘤与主胰管的关系来确定手术方式。pNET 根据功能性和非功能性的划分，可采用不同的治疗手法，但根治性手术切除是 pNET 患者治愈的唯一方法。最新一项研究显示，腹腔镜下手术治疗 pNET 具有较低的并发症发生率，术中出血更少，且能缩短住院时间。但对开腹手术或腔镜下手术的选择尚无定论。在临床上，根据可切除性将 pNET 分为局限期（单个原发病灶）、局部进展期和远处转移期。

1. 局限期 pNET 的手术治疗

pNET 在不同阶段手术治疗的方法存在一定的差异性，治疗效果也存在极大的差别。对于无功能性的 pNET，当肿瘤最大径大于 2 cm 时，建议行标准化根治术。当肿瘤最大径小于等于 2 cm 时，是否行手术治疗存在一定争议。NCCN 指南建议，最大径小于 1 cm、病理分级低及偶然发现的 pNET 可考虑暂时保守观察；ENETS 指南建议，高龄患者及有严重并发症的患者可考虑暂时保守观察。对于功能性 pNET，因其可引起临床激素综合征，故在无手术禁忌证的情况下首选手术治疗。手术治疗同样存在一定的风险，因此在选择手术治疗时，除了手术禁忌证以外，还需要考虑其他多方面的因素。

2.局部进展期 pNET 的手术治疗

对于局部进展期 pNET，主要采用非手术方式治疗。ENETS 指南建议，若肿瘤包绕肠系膜上动脉、腹腔干、肝总动脉其中之一，及肠系膜上静脉闭塞，则为不可切除；若肿瘤与肠系膜上动脉或腹腔干或肝总动脉毗邻，及无节段性肠系膜上静脉闭塞，则为临界可切除。对于行手术治疗的进展期 pNET 患者，切缘不能保证阴性是手术的一大问题。Zhang 等人的研究表明，pNET 行 R_1 切除者无复发生存时间比 R_0 切除者短，但总生存期未受明显影响。由针对局部进展期 pNET 的手术治疗分析可知，手术治疗并不是最佳治疗手段，具体治疗方法需根据患者情况而定，只有根据肿瘤生长情况进行相应控制，才能对 pNET 患者进行相应治疗。Wang 等指出，将舒尼替尼用于转移性肿瘤患者可以显著提高肿瘤控制效果，这可能与其抑制 PDGFR 和 Notch 信号通路有关。[①]

3.远处转移期 pNET 的手术治疗

pNET 最常见的远处转移器官为肝脏，据此分为三类：M1a 为仅转移至肝脏；M1b 为仅转移至肝脏以外器官；M1c 为同时发生肝脏及肝脏外转移。对于无功能性 pNET，M1a 型为主要手术治疗对象，M1b、M1c 型手术效果往往不理想。对于功能性 pNET，其手术治疗原则基本同前，但由于其过度分泌激素可引起临床症状，手术切除或减瘤应更为积极。针对无功能性 pNET 和功能性 pNET，手术切除和减瘤对患者疾病 pNET 的治疗有着不同效果，具体情况要根据治疗对象的肿瘤生长情况而定。

（二）非手术治疗

手术治疗是 pNET 常用的治疗方法，但是在具体治疗过程中存在手术禁忌证，对于肿瘤位置、大小不适合做手术的患者，就需要采用非手术的治疗方法。非手术治疗是利用生长抑素类似物、化疗药物、分子靶向药物、放射性核素治疗和免疫治疗对患者进行相应的治疗。非手术治疗的反应较为明显，对患者身体也容易造成较为严重的伤害，而且相对于手术治疗而言，其治疗周期更长。

1.生长抑素类似物治疗

生长抑素类似物是用于治疗 pNET 激素相关症状的主要药物，多数 pNET 患者体内生长抑素受体（SSTR）出现过表达，SSTR 与生长抑素类似物结合

---

① 王海燕，闻东. 舒尼替尼治疗转移性胃癌的临床疗效及其对 PDGFR 和 Notch 信号通路基因表达的影响 [J]. 现代消化及介入诊疗，2019，24（3）：249-253.

后，除能对多种激素、氨基酸递质的释放起抑制作用而达到控制过度分泌的目的外，亦可由 SSTR 抑制肿瘤内分泌因子，对肿瘤的增殖起到抑制作用，故可用于局部不可切除或转移者，可与其他抗肿瘤药物联合使用。目前，奥曲肽为临床应用于 pNET 治疗的抗肿瘤基础药物。长效奥曲肽治疗我国 pNET 患者的中位肿瘤进展时间可达 20.2 个月。兰瑞肽与奥曲肽作用机制相似，可通过与 SSTR2、SSTR5 受体结合，起到抑制肿瘤增殖的作用，但目前尚缺乏随机对照研究，国内尚未批准用于 pNET 的治疗；帕瑞肽能同时结合 SSTR1、SSTR2、SSTR3 和 SSTR5，与奥曲肽相比对抑制肿瘤分泌及增殖具有更广泛的作用。但有研究表明，帕瑞肽治疗的病人发生血糖升高的比例高达 79%，显著高于奥曲肽，目前尚缺乏其用于治疗 pNET 的大规模临床研究。

2. 化疗

对于无法进行手术治疗的患者，如不能耐受手术或已发展至进展期、发生远处转移的患者，高分化 pNET 的标准一线化疗方案为链脲菌素 + 多柔比星，现多采用链脲菌素 + 氟尿嘧啶和（或）阿奇霉素方案。目前，FDA 仅批准链脲菌素可用于 pNET 的化疗，客观缓解率为 35% ～ 40%，但由于其毒性较大，目前国内未引入。替莫唑胺单用或与其他药物联合应用均有抗肿瘤活性，在一项回顾性研究中，采用与卡培他滨联合的治疗方案，客观缓解率最高达 70%，中位无进展生存期为 14 ～ 18 个月，具有良好的应用前景。

3. 分子靶向治疗

目前，肿瘤分子靶向治疗技术日趋成熟，在临床治疗过程中取得了显著疗效。对于进展期 pNET，若无明显症状者，建议以支持治疗联合分子靶向药物从而取得较好的治疗效果。在 pNET 存在细胞生长因子及受体的表达上调，如血管内皮生长因子（VEGF）、表皮生长因子受体（EGFR）以及雷帕霉素促肿瘤生成，故 pNET 的分子靶向治疗主要包括以下几种：①抗表皮生长因子受体药物，如舒尼替尼，为一种小分子酪氨酸激酶抑制剂，可对 VEGFR1、VEGFR2、VEGFR3 产生靶向抑制，从而抑制肿瘤增殖。②抗血管内皮生长因子药物，如贝伐单抗，为靶向 VEGF 的单克隆抗体，在结肠直肠癌中已有广泛应用。在 pNET 的 Ⅱ期临床研究中，贝伐单抗联合替莫唑胺治疗可实现部分缓解，证明贝伐单抗对 pNET 治疗具有一定疗效，但尚无大规模应用于 pNET 的临床经验。③哺乳动物雷帕霉素靶蛋白（mTOR）抑制剂，如依维莫司，最新的多中心、随机对照双盲研究 RADIANT-3，选取 G1 和 G2 pNET 入组，对比依维莫司组和安慰剂组，研究表明，依维莫司组反应率较低，但无进展生存期，较安慰剂组高（11.0 个月 vs 4.6 个月）。分子靶向治疗具有针对性强、对正常细胞损伤小等优点。

4. 放射性核素治疗

根据 pNET 具有生长抑素受体表达的特性，可进行肽类受体的放射性核素治疗（PRRT），即通过放射性同位素与生长抑素类似物相结合进行治疗。常用的放射性同位素有钇 90（^{90}Y）和镥 177（^{177}Lu），其治疗的反应率为 10% ～ 40%，目前仅作为其他治疗手段失败后的选择。

5. 免疫治疗

使用优先感染和破坏肿瘤细胞的溶瘤病毒是一种新兴的免疫治疗方法。其作用机制为肿瘤细胞死亡产生炎症反应和肿瘤相关抗原释放刺激抗原呈递。相对于放射性治疗和化疗而言，免疫治疗的副作用更小，对患者身体的损害程度更低，并且免疫治疗的特异性强，已逐步运用于 pNET 的治疗过程中。

第二节　胰腺癌的诊治与预防

一、概述

胰腺癌是消化系统较少见的恶性肿瘤，因其临床表现无特异性，患者常不能得到早期诊治，其恶性程度高，转移早，治疗效果不理想。2015 年统计结果显示，胰腺癌在国内所有恶性肿瘤死亡率中排名第 6 位。美国癌症协会数据显示，胰腺癌的 5 年生存率一直都是所有恶性肿瘤中最低的，但在近 5 年统计结果中似乎有缓慢上升的趋势，2017 年到 2021 年分别为 8%、8%、9%、9%、10%。[①]

胰腺癌是胰腺恶性肿瘤中最常见的一种，占全身癌的 1% ～ 4%、消化道肿瘤的 8% ～ 10%。近年来，胰腺癌的发病率明显升高。发病年龄以 45 ～ 65 岁多见，男女之比为（1.5 ～ 2）：1。

---

① 雷雅岚，徐近.多学科协作理念下胰腺癌的诊疗方针 [J].中国肿瘤外科杂志，2021，13（4）：321.

二、病因

（一）遗传因素

在遗传性胰腺炎这种常染色体显性遗传疾病的患者中，约 1/3 的患者会发生胰腺癌，非息肉病结肠癌综合征家族的胰腺癌发生率明显增高。这两种遗传性疾病都是胰腺癌发生的危险因素。

（二）糖尿病

在需用胰岛素控制症状的糖尿病患者中，胰腺癌发病率比健康成人高 2～3 倍，女性糖尿病患者更易患胰腺癌。

（三）饮食

流行病学调查表明，胰腺癌的发病率与饮食中动物脂肪含量有关，高三酰甘油、高胆固醇、低纤维素饮食会促进胰腺癌的发生。

（四）环境因素

在长期接触某些重金属、焦炭、石棉、干洗剂中的去脂剂等化学制剂的人员中，胰腺癌发病率明显增加。原因可能是这些物质经皮肤及黏膜吸收后，在肝脏中被代谢为致癌物质后排泌于胆汁中，并反流入胰管而诱发胰腺癌。

（五）其他

在可能发生胰腺癌的危险因素中，非常肯定的危险因素包括吸烟、遗传性胰腺炎、糖尿病、非息肉病结肠癌综合征和年龄超过 55 岁的男性；可能的危险因素有接触了化学物和不合理的饮食；难以确定的因素包括胰结石、慢性胰腺炎和胆囊切除术等。某种单一因素的影响可能并不会导致胰腺癌发生，多种因素之间进行长期的共同作用或许才是引起胰腺癌的根源。

三、临床表现

（一）症状

1. 腹痛

超过半数患者会出现腹痛症状，典型的胰腺癌腹痛一般会在患者处于仰卧姿势时加重，尤其是在夜间，患者经常会由于疼痛而不得已坐起来，或者屈膝侧卧，将膝盖引至胸前，甚至用四肢支撑身体向前方俯卧，通过各种姿势来尽量减轻疼痛。患者夜间往往辗转反侧，难以入眠。

2. 黄疸

胰腺癌特别是胰头癌中比较突出的一个症状就是黄疸。大概有 15% 的患者首发症状就是黄疸，大约 80% 的患者在全病程中会出现黄疸。黄疸一般发生在消化道症状出现的 3 个月之后，主要是由于肿瘤压迫或侵袭到了胆总管下段。所以，黄疸一般为梗阻性、进行性加重。

3. 消瘦

胰腺癌患者的消瘦情况在所有消化道肿瘤里最突出，一些患者在病程早期还没有发生其他症状时，会发生进行性消瘦，原因不明且进展迅速。

4. 消化道症状

消化不良和食欲不振是最常见症状。超过 75% 的胰腺癌患者脂肪吸收不良，50% 的患者会出现蛋白质吸收不良，会出现腹泻、溏便甚至脂肪泻症状。

（二）体征

当黄疸出现时，因胆汁淤积使肝脏肿大、质硬、表面光滑。当肝脏有转移灶时，表面则不平，可扪及肿块。当肝外胆道梗阻时，可触及肿大的胆囊，不伴压痛。腹部压痛是常见体征，也可扪及腹部包块。少数患者可出现腹水，腹部血管杂音、锁骨上淋巴结肿大，直肠指诊可摸到盆腔转移。

四、辅助检查

（一）实验室检查

血胆红素增高、胰腺外分泌功能试验异常，可有血糖升高。胰癌胚抗原（POA）、糖抗原 19-9（CA19-9）、癌胚抗原（CEA）测定有助诊断。

（二）影像学检查

胰腺不规则肿大，胰胆管扩张及胆囊肿大。超声内镜最小可检出 5 mm 的小胰癌，灵敏度可达 100%，还可鉴别胰头癌和胰头局灶性慢性胰腺炎。超声引导下经皮或手术中细针穿刺细胞学检查具有确诊价值。

在进行经内镜逆行胰胆管造影（ERCP）检查时，胰腺癌主要表现为主胰管不规则弯曲，局限性狭窄，突然中断。有时在胰管和胆总管下段同时表现为阻塞中断，呈所谓双管征。胰腺癌诊断率达 85% ～ 92%。

五、诊断

对胰腺癌高危人群用血清胰腺癌标志物进行初筛，结合临床表现，对疑有胰腺癌的患者先做 B 超检查，如胰腺轮廓形态有改变，胰腺内有低密度区，胰管扩大及胆总管增宽、胆囊胀大，则胰腺癌可能性大，此时可用 CT 或 MRI 检查证实，然后继续进行 ERCP 检查或直接剖腹探查。在 B 超或 CT 引导下做针穿刺细胞学检查、基因诊断或加做选择性动脉造影可以明确病变部位、范围和估计手术切除的可能性。

六、治疗

（一）围手术期处理

胰腺癌患者常常全身情况欠佳，而根治性手术尤其是胰十二指肠切除术创伤大、出血多、并发症多、手术死亡率高，因此正确积极的围手术期处理十分关键。

（1）加强营养，纠正低蛋白血症：宜给予高蛋白、高糖、高维生素、低脂肪饮食，辅以胰酶等助消化药物。

（2）维持水和电解质平衡。

（3）补充维生素 K，患者常有不同程度的肝功能损害，重度阻塞性黄疸者由于胆汁不进入肠道，脂溶性维生素 K 不能正常吸收，导致凝血酶原合成不足。因此，应注射维生素 K，直到手术，同时进行保肝治疗。

（4）控制糖尿病：胰腺癌患者糖尿病发生率比普通人群高得多，一旦检查证实，应使用普通胰岛素控制血糖在 $7.2 \sim 8.9$ mol/L，尿糖在（+）～（−）。

（二）手术切除

胰腺癌的治疗以手术治疗为主，但相当多的患者就诊时属中晚期而无法进行根治性切除。胰头癌的手术切除率在 15% 左右，胰体尾部癌的切除率更低，在 5% 以下。胰腺癌手术治疗的常用术式有胰头十二指肠切除术、全胰切除术、胰体尾部切除术、保留幽门的胰十二指肠切除术等。

（三）放射治疗

胰腺癌放射治疗的瘤死量偏高，而胰腺周围（如胃、小肠、肝、肾、脊髓等）的放射耐受性偏低，这给放射治疗带来不利。在 CT 精确定位下，放射治疗已成为胰腺癌治疗的主要手段之一。

（四）化疗

胰腺癌的区域性化疗就是通过胰腺主要的供血动脉给予高剂量的化疗药物，使化疗药物更有针对性，提高化疗的效果，同时可明显减少化疗药物的毒副反应。

七、预防

一级预防：去除一切与胰腺癌发生相关的自身和环境因素。病因预防也就是将所有可能引发胰腺癌的环境因素去除，这是预防疾病发生与消灭疾病最根本的措施。胰腺癌发病和人的生活方式息息相关，其是一种"生活方式癌"。因此，为了有效预防胰腺癌，我们应坚持做到以下五点：①避免养成高脂肪高动物蛋白的饮食习惯；②不吸烟，烟草中的致癌物质会让胰腺癌患病风险提升3倍之多，且长期吸烟者患病概率将会明显增加；③经常锻炼身体，保持良好的心情；④忌酗酒，忌暴饮暴食，这两者都可能会引发慢性胰腺炎，而胰腺长期受到慢性炎症的刺激，致癌风险会明显增加；⑤尽量避免接触苯胺、萘胺等有害化学物质。

二级预防："三早"预防，即早发现、早诊断、早治疗。当早期胰腺癌直径小于1 cm时，5年生存率高达67%，直径小于等于2 cm的胰腺癌则有20%～40%的5年生存率，和中晚期胰腺癌仅达到3%～5%的5年生存率相比要高出很多，由此可以看出"三早"预防的重要性。若想提升早期胰腺癌检出率，必须重视监视高危人群，如曾患慢性胰腺炎者、有胰腺癌家族史者、突发糖尿病患者等，都应该坚持定期体检。另外，也要注意临床上胰腺癌引起的报警症状，如腹痛腹胀、食欲不振、大便颜色变浅、皮肤和巩膜发黄以及体重出现不明原因的下降等，都要考虑到胰腺是否发生病变。诊断胰腺癌的首选方法就是B超，其价格比较便宜，且对病人无损伤，可以较早发现胰腺出现的异常。

三级预防：主要为对症治疗，防止病情恶化，减少疾病的不良反应，防止复发转移，预防并发症和伤残；对于已丧失劳动力者，通过康复治疗，促进其身心方面早日康复，使其恢复劳动力。术中放疗技术等的应用对缓解无法切除胰腺肿瘤病人的疼痛效果显著。

参考文献

[1] 宋巍，杨海波．肿瘤诊断与防治 [M]．昆明：云南科技出版社，2018.

[2] 杨顺娥，徐兵河，王喜艳．简明临床肿瘤学 [M]．西安：西安交通大学出版社，2015.

[3] 刘炜．现代肿瘤综合治疗学 [M]．西安：西安交通大学出版社，2018.

[4] 胡冬鑫．实用消化系统肿瘤综合诊断与治疗 [M]．昆明：云南科技出版社，2020.

[5] 程向东，李德川，应杰儿．消化道肿瘤临床诊治策略 [M]．杭州：浙江大学出版社，2019.

[6] 张霄岳，赵娟，杜亚林．消化系统肿瘤新治 [M]．北京：中医古籍出版社，2015.

[7] 陈万青，彭侠彪．常见消化系统恶性肿瘤预防和控制 [M]．北京：军事医学科学出版社，2014.

[8] 高峰玉，鞠芳，张芳．实用消化系统肿瘤诊疗学 [M]．天津：天津科学技术出版社，2011.

[9] 高春芳，王仰坤．消化系统肿瘤学 [M]．北京：人民军医出版社，2012.

[10] 崔新建，房娜，王艳丽．消化系统肿瘤 PET/CT 诊断学 [M]．北京：人民卫生出版社，2017.

[11] 邓茗中，何彧砚，刘函，等．不同影像检查方法诊断壶腹周围癌的效果 [J]．中国社区医师，2019，35（21）：135，137.

[12] 冯健，张航宇，梁斌，等.胆囊癌手术治疗及预后相关因素分析[J].中华肝脏外科手术学电子杂志，2021，10（2）：153–157.

[13] 郭红磊，贾彦焘.贾彦焘主任基于调气健脾法治疗转移性肝癌临证经验[J].中国民族民间医药，2021，30（4）：74–76.

[14] 简丹丹，吴清明，龙辉.胃癌可控危险因素10年研究进展[J].临床消化病杂志，2021，33（5）：374–378.

[15] 蒋崔楠，杨琴，李明，等.胆囊癌新辅助化疗研究进展[J].现代肿瘤医学，2021，29（19）：3507–3510.

[16] 蒋益兰，潘敏求，黄钢.原发性肝癌中西医结合诊疗专家共识[J].中医药导报，2021，27（9）：101–107.

[17] 雷雅岚，徐近.多学科协作理念下胰腺癌的诊疗方针[J].中国肿瘤外科杂志，2021，13（4）：321–325，334.

[18] 李理，孙莉.壶腹癌患者胰十二指肠切除术后预后的影响因素分析[J].实用癌症杂志，2020，35（7）：1130–1133.

[19] 李龙，谢成英，郑明月，等.肿瘤免疫治疗研究进展[J].自然杂志，2021，43（6）：391–399.

[20] 刘颖斌，陈炜.重视胆囊癌的规范化诊断和治疗[J].中华外科杂志，2021，59（4）：249–254.

[21] 牛鹏辉，赵璐璐，陈应泰.转移性肝癌的外科治疗[J].中华医学杂志，2021，101（28）：2248–2253.

[22] 全志伟，周迪.胆囊疾病规范化诊断与治疗流程及其技术细节[J].中华消化外科杂志，2021，20（8）：846–849.

[23] 邵月，秦雷，李德卫.胰腺神经内分泌肿瘤的靶向及免疫治疗现状[J].肿瘤预防与治疗，2019，32（3）：284–290.

[24] 宋利祥.胃癌防治知识对胃癌患者早期诊断的影响分析[J].中国社区医师，2021，37（22）：15–16.

[25] 宋文鹏，王彦，谢嘉渝，等.中国人饮食因素与食管癌的相关性[J].临

床与病理杂志，2021，41（8）：1915-1924.

[26] 王海燕，闻东. 舒尼替尼治疗转移性胃癌的临床疗效及其对 PDGFR 和 Notch 信号通路基因表达的影响 [J]. 现代消化及介入诊疗，2019，24（3）：249-253.

[27] 王学智，宋文杰，刘正才，等.12 例肝细胞腺瘤的临床诊治体会 [J]. 临床医学研究与实践，2018，3（24）：26-27，36.

[28] 王泽宇，黑振宇，耿亚军，等. 基于 TNM 分期的胆囊癌手术治疗 [J]. 中国实用外科杂志，2021，41（2）：236-238.

[29] 吴文铭，陈洁，白春梅，等. 中国胰腺神经内分泌肿瘤诊疗指南（2020）[J]. 协和医学杂志，2021，12（4）：460-480.

[30] 严陈晨，何健，张冰.CT 和 MRI 在壶腹周围癌诊断中的研究进展 [J]. 南京医科大学学报（自然科学版），2020，40（4）：607-612.

[31] 杨民连. 癌症的环境因素与预防 [J]. 山西医药杂志，2016，45（13）：1527-1528.

[32] 杨永生，方荣焕. 胆管癌免疫微环境及免疫治疗 [J]. 中华肝脏外科手术学电子杂志，2021，10（4）：360-364.

[33] 袁航，滕飞，丁国善. 转移性肝癌肝移植的临床研究进展 [J]. 实用器官移植电子杂志，2019，7（1）：31-34.

[34] 翟秀朋. 肿瘤介入治疗研究进展 [J]. 中国医疗器械信息，2020，26（11）：35，166.

[35] 张雅婧，陈飞帆，张艺译，等. 胰腺神经内分泌肿瘤的诊疗进展 [J]. 现代消化及介入诊疗，2021，26（7）：925-928，931.

[36] 郑菊芹，卢劲瑜，林丹. 消化内镜技术在消化道早癌诊断与治疗中的价值分析 [J]. 中外医学研究，2020，18（30）：131-133.

[37] 张玲. 大肠癌患者肠镜活检组织病理特点分析 [J]. 中国城乡企业卫生，2021，36（10）：136-138.

[38] 周鑫亚，燕书明，张萌萌，等. 消化系统肿瘤液体活检研究进展 [J]. 胃

肠病学和肝病学杂志，2021，30（9）：1060-1067.

[39] 郑虎庆，程梦莹，黄俊龙.CT 增强延时扫描技术在肝脏肿瘤鉴别诊断中的应用 [J]. 医药论坛杂志，2021，42（17）：75-77，81.

[40] 李大勇.腹腔镜手术治疗大肠癌的临床疗效分析 [J]. 继续医学教育，2021，35（8）：79-81.

[41] 中华医学会外科学分会胰腺外科学组.中国胰腺癌诊治指南（2021）[J]. 中华消化外科杂志，2021，20（7）：713-729.

[42] 夏锋，陈孝平.肝癌免疫治疗的临床应用及研究展望 [J]. 中华肝脏病杂志，2021，29（7）：615-617.

[43] 宋丹，秦佳宁，谭洁，等.中医参与恶性肿瘤康复多学科综合治疗模式的思考 [J]. 中国当代医药，2021，28（11）：32-35，40.

[44] 梁盼，赵曦瞳，赵慧萍，等.CT 对胃癌诊断和临床应用价值 [J]. 中华放射学杂志，2020，54（11）：1141-1144.

[45] 徐风亮，郑加荣，秦燕，等.血清肿瘤标志物联合动态检测对胃癌诊疗的价值 [J]. 肿瘤研究与临床，2016，28（2）：123-126.

[46] 韩渭丽，汤萨，姬玲粉，等.1058 例食管良性肿瘤临床病理特征 [J]. 中国肿瘤临床，2016，43（10）：424-428.

[47] 周庆淼，王荣剑，何剑波，等.肝细胞腺瘤的临床特点及治疗 [J]. 中华普通外科杂志，2020（3）：248-249.

[48] 宗静静，卿鑫，樊哲，等.原发性肝癌治疗进展 [J]. 东南大学学报（医学版），2021，40（4）：542-547.

[49] 孙晓琨.近四十年来我国消化系统癌症的发病状况及其危险因素研究 [D]. 遵义：遵义医科大学，2021.